应考掌中宝

金匮要略速记

主　编　姜德友　常佳怡

副主编　韩洁茹　李富震　陈　飞　孙许涛

编　委　解　颖　陈　斌　张　淼　韩海伟

　　　　张　献　乔　羽　隋方宇　周雪明

中国中医药出版社

·北京·

图书在版编目(CIP)数据

金匮要略速记/姜德友,常佳怡主编.—北京:中国中医药出版社,2016.12

(应考掌中宝)

ISBN 978-7-5132-3609-6

Ⅰ.①金… Ⅱ.①姜… ②常… Ⅲ.①《金匮要略方论》-医学院校-自学参考资料 Ⅳ.①R222.3

中国版本图书馆 CIP 数据核字(2016)第 211400 号

中国中医药出版社出版

北京市朝阳区北三环东路 28 号易亨大厦 16 层

邮政编码 100013

传真 010 64405750

廊坊市晶艺印务有限公司印刷

各地新华书店经销

*

开本 889×1194 1/64 印张 3.5 字数 111 千字

2016 年 12 月第 1 版 2016 年 12 月第 1 次印刷

书号 ISBN 978-7-5132-3609-6

*

定价 12.00 元

网址 www.cptcm.com

如有印装质量问题请与本社出版部调换

版权专有 侵权必究

社长热线 010 64405720

购书热线 010 64065415 010 64065413

微信服务号 zgzyycbs

书店网址 csln.net/qksd/

官方微博 http://e.weibo.com/cptcm

前言

　　为了帮助中医药院校考生学习、复习和应考，我们在全国中医药院校遴选了具有丰富的专业教学经验以及相关考试辅导和培训经验的一线教师，编写了本套"应考掌中宝"丛书。本丛书以全国高等中医药院校规划教材及其教学大纲为基础，结合编者们在各自日常专业教学及各种相关考试辅导和培训中的经验，并参照研究生入学、临床执业医师资格等考试的要求编写而成。是对教材全部考点进行系统归纳的一套便携式学习、应考用书。本丛书的编写顺序与教材的章节顺序基本相同，可以为中医药院校本科生、专科生、中医药成人教育学生、中医执业医师资格考试人员及其他学习中医药的人员同步学习和复习提供帮助，使学习、应考者能快速掌握学习重点、复习要点和考试难点。

　　本丛书包括《中医基础理论速记》《中医诊断学速

记》《中药学速记》《方剂学速记》《针灸穴位速记》《推拿学速记》《内经速记》《伤寒论速记》《金匮要略速记》《温病学速记》《正常人体解剖学速记》《生理学速记》和《生物化学速记》13 个分册。本丛书具有以下特点：① 内容简明直观，高频考点全覆盖；② 重要考点归纳到位，符合记忆和复习规律；③ 浓缩精华，其"短、平、快"的形式和"精、明、准"的内容结合完美。方便考生在短时间内把握考试精髓，抓住常考点和必考点，稳而准地拿到高分，顺利通过考试。

中国中医药出版社
2016 年 9 月

床有重要指导意义的理、法、辨证条文,突出了《金匮要略》在中医临床实践方面的重要价值,同时参考了"全国中医经典理论等级考试"中金匮要略大纲设置的一级条文,力求在简明的基础上与各级各类《金匮要略》考核要求相契合。【重点考点】包含四大类:一、词解,附含生僻字及古今异义字的读音标注;二、各篇章中病证的概念;三、各病证的临床表现、病因病机、治则、治法、预后及对重点、难点条文的理解等重要知识点和高频考点;四、各病证辨治要点和比较鉴别。【释难解惑】是在原文解析的基础上对《金匮要略》病证或理论更高层次的探讨和剖析,突出对仲景理、法、方、药思想的总结提炼。

本书在全面吸取同类参考书优点的基础上重点突出以下特色:① 几乎所有病证的辨治要点和鉴别要点均以表格形式列出,使相似病证间的鉴别要点更加直观、明晰,便于比较学习和加深记忆。② 在"辨证论治"表格中列出相应的原文标号,便于在学习过程中查阅原文反复回味。③ 将相关重点、难点融入表格内容,使知识点系统化、整体化。④ 注意所收录原文中药物用量及方后注的准确性,便于方药研究及临床参考。

《金匮要略速记》编委会

2016 年 9 月

编写 ○ 说明

  《金匮要略速记》是"应考掌中宝"丛书之一，由黑龙江中医药大学基础医学院金匮教研室教师组织编写，供中医药院校本科生、专科生、中医药成人教育学生、中医执业医师资格考试人员及其他学习中医药的人员使用，是同步学习和复习应考的主要工具书。

  本书紧扣全国中医药行业高等教育"十三五"规划教材《金匮要略》内容设置和教学大纲，采用"绪论""脏腑经络先后病脉证第一""痉湿暍病脉证治第二"等篇名形式，每篇章选取《金匮要略》原文及理论之重点、难点、疑点、考点，除绪论部分包含【重点考点】【释难解惑】两部分外，其后《金匮要略》第一至第二十二篇解析内容均分为【重点原文】【重点考点】【释难解惑】三个模块编写，第二十三至第二十五篇原文内容略去未录。其中，【重点原文】涵盖了所有包含证治的条文、方药、方后注，以及对临

目 录

水气病脉证并治第十四

黄疸病脉证并治第十五

惊悸吐衄下血胸满瘀血病脉证治第十六

呕吐哕下利病脉证治第十七

绪 ○ 论

【重点考点】

1. 《金匮要略》的作者及沿革 《金匮要略》(以下简称《金匮》)为东汉末年张仲景(后世尊为"医圣")所著《伤寒杂病论》的杂病部分。散佚后由北宋仁宗时期的翰林学士王洙发现于残旧书卷中,后经宋神宗校正医书局大臣林亿、孙奇、高保衡整理校订,并附时方,编为上、中、下3卷,共25篇,名为《金匮要略方论》。

2. 《金匮》的性质 我国现存最早的诊治杂病的专书。

3. 《金匮》的基本论点 以整体观为指导思想,围绕脏腑经络学说建立辨证论治体系。

4. 基本内容 全书共25篇,首篇为总论,第二至第十七篇论内科疾病,第十八篇论疮疡类外科疾病,第十九篇论不便归类的疾病,第二十至二十二篇论妇产科疾病,第二十三至二十五篇为杂疗方和食物禁忌。前22篇载原文398条,论病40余种,载方205首,用药155味。

5. 主要学术成就及贡献(见表0-1)

表0-1　《金匮》主要学术成就及贡献

一、创立了以病为纲、病证结合、辨证论治的杂病诊疗体系	(一)重视整体	1. 对病因的预测与预防
		2. 对疾病的诊断
		3. 对疾病演变的预测
		4. 从整体出发灵活论治
	(二)以脏腑经络学说为理论基础	
	(三)多因杂至互动的发病观	
	(四)四诊合参的诊断学原则	
	(五)脉证合参、据脉论理	
	(六)将疾病合理分类	
	(七)治则	1. 治未病
		2. 治病求本,重视正气

		3. 调和阴阳
一、创立了以病为纲、病证结合、辨证论治的杂病诊疗体系	（七）治则	4. 分清先后缓急
		5. 因势利导
		6. 审因论治
	（八）治法丰富	
二、创制了配伍严谨、疗效显著、应用广泛的杂病治疗经方	（一）经方效卓用广	
	（二）配伍严谨，用药精当，化裁灵活	1. 一药多用
		2. 专病专药
		3. 配伍严谨
		4. 善用药对
		5. 根据脏腑特性及病证特点用药
		6. 注意用量
		7. 随证化裁
		8. 用利远弊，去性取用
	（三）重视剂型、炮制与煎服法	

【释难解惑】

1. 杂病的病因为正虚邪犯，经方中却不乏可能损伤正气的攻邪之品，为何说《金匮》重视正气？

《金匮》对病因病机的论述表明，杂病的发生发展以正气的亏虚为基础。如历节病的发生,是基于患者或肝肾不足,或阴血不足,或气虚湿盛,或过食酸咸内伤肝肾,或胃有蕴热等正虚因素,风、寒、湿邪等外邪作为诱因尽管关键,但脱离了以上正气虚损的内因则不足以发病。同样,痉病、湿病、血痹病等原文中明确有外邪侵袭的疾病也具有外感病误治、迁延,或平素饮食起居失宜导致的脏腑虚衰、气血不足的病因病机特点。其他内伤杂病则更以正气虚损为主,其病因中的邪气也多由正虚而内生。而在首篇论述疾病的发病途径时,《金匮》更明确提出主导疾病发展方向的是内因,即正气的盛衰:"千般疢难,不越三条:一者,经络受邪,入脏腑,为内所因也;二者,四肢九窍,血脉相传,壅塞不通,为外皮肤所中也;三者,房室、金刃、虫兽所伤。以此详之,病由都尽。"因此,正气虚损在《金匮》病因病机学说中占有重要地位。

另外,在《金匮》治疗疾病的过程中,尽管会因病情的急重而暂以攻邪为主要治法,或使用存在弊端的药物以达到特殊疗效,但会运用炮制法或配伍佐制法去性取用,用煎服法、调护法监控并减少药物对正气的损伤。如百合地黄汤中,生地黄汁易寒凉伤胃,则"中病,勿更服";治疗肺痿病痰浊壅肺证的皂荚丸,运用酥炙、和蜜、枣膏调汤送服等方法减轻皂荚的燥性以防伤中;

十枣汤虽用甘遂、大戟、芫花等峻下逐水药攻逐难去之饮邪，但要以大枣汤送服，并依患者体质灵活调整用量，要在平旦阳气健旺时服药，从小剂量试服，不效再逐渐加量，邪去后应服糜粥滋养正气；运用大青龙汤治疗溢饮时，为防过汗伤正，当以"温粉粉之"等。可见，《金匮》重视正气的思想并非一味滋补扶正，而是根据病证灵活施治，但无论用何治法，都要时时顾护正气，审慎用药，提示后人不可为祛邪贪效而伤及正气。

综上，正气作为疾病发生、发展的根本，是《金匮》发病观及治疗观中的基本要点，故言《金匮》重视正气。

2.《金匮》中大量原文论述脉象，是否说明《金匮》在疾病的诊疗中尤重脉诊？

《金匮》中共有 143 条原文论及脉象，多为以脉论理。如以脉象阐述胸痹心痛的病因病机："夫脉当取太过不及，阳微阴弦，即胸痹而痛"；以脉象阐述历节病病因病机："寸口脉沉而弱，沉即主骨，弱即主筋，沉即为肾，弱即为肝"；以脉象诊断虚劳病："夫男子平人，脉大为劳，极虚亦为劳"；以脉象确定病位深浅："病人脉浮者在前，其病在表；浮者在后，其病在里"；以脉象鉴别疾病："脉数虚者为肺痿，数实者为肺痈"；以脉象指导疟病治疗："弦小紧者下之差，弦迟者可温之，弦紧者可发汗、针灸也，浮大者可吐之"；以脉象推测水气病预后："水病脉出者,死"。可见,脉象作为一种相对客观且能反映患者内在状态的体征,被《金匮》作为判断患者脏腑功能状态、气血盛衰、正邪状态的主要依据。

而在《金匮》具体病证的论治中,其辨证依据多为问诊得出的症状描述及望诊得出的体征表现,少有仅以脉象为凭者。加之《金匮》首篇第三至第七条原文举例说明四诊合参的技巧和意义,充分体现出作者临诊时对四诊细致入微的综合运用,可见《金匮》对疾病的诊疗以四诊合参为重,并非独恃脉诊。

脏腑经络先后病脉证第一

【重点条文】

[**原文 1**] 问曰：上工治未病，何也？师曰：夫治未病者，见肝之病，知肝传脾，当先实脾。四季脾王不受邪，即勿补之。中工不晓相传，见肝之病，不解实脾，惟治肝也。

夫肝之病，补用酸，助用焦苦，益用甘味之药调之。酸入肝，焦苦入心，甘入脾。脾能伤肾，肾气微弱，则水不行，水不行，则心火气盛，则伤肺；肺被伤，则金气不行，金气不行，则肝气盛，则肝自愈。此治肝补脾之要妙也。肝虚则用此法，实则不在用之。

经曰"虚虚实实，补不足，损有余"，是其义也。余脏准此。

[**原文 2**] 夫人禀五常，因风气而生长，风气虽能生万物，亦能害万物，如水能浮舟，亦能覆舟。若五脏元真

通畅,人即安和,客气邪风,中人多死。千般疢难,不越三条:一者,经络受邪,入脏腑,为内所因也;二者,四肢九窍,血脉相传,壅塞不通,为外皮肤所中也;三者,房室、金刃、虫兽所伤。以此详之,病由都尽。

若人能养慎,不令邪风干忤经络;适中经络,未流传脏腑,即医治之;四肢才觉重滞,即导引、吐纳、针灸、膏摩,勿令九窍闭塞;更能无犯王法、禽兽灾伤;房室勿令竭乏,服食节其冷热苦酸辛甘,不遗形体有衰,病则无由入其腠理。腠者,是三焦通会元真之处,为血气所注;理者,是皮肤脏腑之文理也。

[原文15] 夫病痼疾,加以卒病,当先治其卒病,后乃治其痼疾也。

[原文16] 师曰:五脏病各有所得者愈,五脏病各有所恶,各随其所不喜者为病。病者素不应食,而反暴思之,必发热也。

【重点考点】

1. 词解

(1)五常:指五行。

(2)风气:指自然界的气候。

(3)元真:指元气或真气。

(4)客气邪风:外至曰客,不正曰邪,泛指外来的致病因素。

（5）疢难：指疾病。

（6）导引：以自我按摩和肢体运动为主要手段的养生却病方法。

（7）吐纳：以调整呼吸为主要手段的养生却病方法。

（8）膏摩：用药膏熨摩体表的外治法。

（9）未至而至：第一个"至"字指时令，第二个"至"字指与时令相应的气候变化。

（10）阳病：指属外表经络的病证。

（11）阴病：指属内部脏腑的病证。

（12）五劳：《素问·宣明五气》及《灵枢·九针》均以"久视伤血，久卧伤气，久坐伤肉，久立伤骨，久行伤筋"为五劳所伤。

（13）七伤：《诸病源候论·虚劳候》认为七伤为大饱伤脾，大怒气逆伤肝，强力举重、久坐湿地伤肾，形寒饮冷伤肺，忧愁思虑伤心，风雨寒暑伤形，恐惧不节伤志。《金匮·血痹虚劳病脉证并治第六》又有"食伤、忧伤、饮伤、房室伤、饥伤、劳伤、经络营卫气伤"之七伤。

（14）六极：杨雄《方言》："极，疲也"，故六极指6种虚损的病证。《诸病源候论》谓气极、血极、筋极、骨极、肌极、精极为六极。

（15）糜饪：糜同"谷"（gǔ谷）。指饮食。

（16）五邪：指风、寒、湿、雾、饮食之邪。

（17）厥阳：厥，逆也。厥阳即阳气上逆。

（18）卒厥：卒，同"猝"。卒厥，为突然昏倒，其病机为阴阳气血逆乱。

（19）脉脱：指一时性脉象乍伏不见，多由邪气阻遏，脉中气血一时不通所致。

（20）四季脾王：王，通"旺"。《素问·太阴阳明论》曰："脾者土也，治中央，常以四时长四脏，各十八日寄治，不得独主于时也。"指四季之末，即农历三、六、九、十二各月之末十八天，为脾土当令之时。此处可理解为脾气健旺之时。

（21）痼疾：指难治的慢性久病。

（22）卒病：指突然发生的新病。

2. 疾病的发病原理

原文第2条曰："夫人禀五常，因风气而生长，风气虽能生万物，亦能害万物，如水能浮舟，亦能覆舟。若五脏元真通畅，人即安和，客气邪风，中人多死。"说明引发疾病的外因正是滋养万物生长的自然之气，其对人体有益还是有害取决于人体自身正气的盛衰。当"五脏元真通畅"，即脏腑功能正常、气血调畅、阴阳平和时，人体处于安和状态，外界的自然之气并不会引发疾病，相反，若脏腑功能虚损、气血郁阻、阴阳失和，即正气不足时则正常的外界环境也会导致疾病。因此,疾病的发病关键在于正气盛衰。

3. 疾病发病的 3 条途径与陈无择"三因学说"的异同

原文第 2 条明示疾病的发病途径有 3 条:"一者,经络受邪,入脏腑,为内所因也;二者,四肢九窍,血脉相传,壅塞不通,为外皮肤所中也;三者,房室、金刃、虫兽所伤。"即第一为经络率先受邪,后邪气传入脏腑,这是因为人体脏腑正气不足,邪气乘虚入内,故云"为内所因也";第二是病邪留居四肢、九窍,血脉相传,壅塞不通,是外部体表受邪,病邪不传于内,故云"为外皮肤所中也"。以上两条,均由"客气邪风"侵袭,若由于房劳过度、金刃创伤或毒虫猛兽等所伤,则与正邪无关,为第三条途径。可见,张仲景的发病学说是以经络脏腑分内外,六淫邪气为主要致病原因,以邪正力量的对比决定病位的浅深。

陈无择的"三因学说"是以六淫为外因,七情为内因,将饮食、房室、金刃归为不内外因,将 3 种病因并列讨论。

张仲景的发病学说与陈无择的"三因学说"在病因方面都强调了六淫和房室金刃,但陈无择将七情作为内因,而张仲景未明确提出这一点。另外,两种学说的根本区别在于,陈无择是对病因进行分类,并未关注疾病的传变及正气的状态,而张仲景是基于正气在发病过程中的作用通过病证的传变表现对疾病的发病途径进行分类,更能体现张仲景对人体正气的重视。

4. 疾病的预防措施

原文第2条指出疾病的预防方法为:"若人能养慎,不令邪风干忤经络;适中经络,未流传脏腑,即医治之;四肢才觉重滞,即导引、吐纳、针灸、膏摩,勿令九窍闭塞;更能无犯王法、禽兽灾伤;房室勿令竭乏,服食节其冷热苦酸辛甘,不遗形体有衰,病则无由入其腠理。"即首先要内养正气,外慎邪气。具体措施有:节制房事,勿令竭乏;饮食有节,避免偏嗜;避免邪风、虫兽、外伤及触犯王法所伤。一旦发病,应及早治疗,采用导引、吐纳、针灸、以及药膏按摩等方法,防止疾病由经络入脏腑,由浅入深,由轻变重。防治疾病的基本原则是未病先防和既病防渐、已病防传。

5. "治未病"的含义及其实践意义

"治未病"的含义包括:未病先防、既病防渐、已病防传。

原文第2条论述了未病先防及既病防渐的观点。(见要点4)

原文第1条主要论述了已病防传的意义及方法,即治疗未病脏腑,目的在于截断疾病的传变途径,预防疾病的发展和蔓延。原文提出:"夫治未病者,见肝之病,知肝传脾,当先实脾。"是指无论肝虚、肝实证,肝病均可能传变到脾。因此,必须依据"治未病"的原则预防疾病的传变。对于肝实脾虚者,医者在治肝的同时应注意调补脾脏,以防止肝病传脾。否则,"不解实脾,惟治肝"的结果是肝病未愈,脾病又起,导致病情发展、蔓延。而肝虚证患者更需应用第 1 条原文中的"调补助益"法实脾以补肝,同时又提示后人应依据辨证灵活施用,虚实异治,如脾气不虚,则不需实脾,故云"四季脾王不受邪,即勿补之"。

6. 五邪中人的规律

《金匮》五邪是指风、寒、雾、湿、饮食五邪,又分别称作大、小、清、浊、谷饪之邪。五邪侵袭人体,各有一定的规律,即"五邪中人,各有法度"之谓。风为阳邪,其性散漫,多中于午前而侵犯肌表,令人脉浮缓;寒为阴邪,其性紧束,常在暮时中于经络之里,令人脉紧急;湿邪类水,其性重浊下流,常伤于下而流注关节;雾露之邪轻清居上,易伤于上而犯皮腠;饮食之邪即谷饪之邪,从口而入,易损伤脾胃,而形成宿食。以上五邪中人的法度,体现了同气相求、以类相从之共同规律,所谓大小、表里、上下、午暮等,都是相对而言,不必拘泥。

7. 疾病的治疗原则

(1) 已病防传，虚实异治：人体是一个有机整体，脏腑之间存在生克乘侮的紧密联系。《素问·玉机真脏论》云："五脏相通，移皆有次，五脏有病，则各传其所胜。"说明疾病在人体中的传变往往按五脏乘克的规律，一脏有病，会影响到其所克之脏，而虚证与实证的传变规律有所不同。根据疾病在脏腑间的传变规律，上工除治疗已病脏腑外，还应调治未病脏腑，虚实异治，使之正气充足，抗邪有力，才能防止疾病传变，促进机体痊愈。

(2) 表里同病，治分先后：表证重而里证轻时先治表证，后治里证；表证轻而里证重时先治里证，后治表证；表里证轻重相当时表里同治。本篇原文第 14 条云："病有急当救里救表者，何谓也？师曰：病，医下之，续得下利清谷不止，身体疼痛者，急当救里；后身体疼痛，清便自调者，急当救表也。"说明一般情况下，表里同病，表证势急，里证不重时，当先治其表，表解之后才能治里。若先攻其里则易导致表邪内陷，而变生它证，若先补里虚又易滋腻敛邪，故采取先表后里的治则。即"若身体疼痛，清便自调者，急当救表也"。但若表里同病，里证势急，如出现"下利清谷"伴"身体疼痛"，即属里阳虚寒，又兼表邪时，则当急治其里，后攻其表。如先发其表，则犯"虚虚"之戒，重伤阳气，会导致正虚难以抗邪，邪气蔓延，反有亡阳之变。临床对于这种病证,一般先以四逆汤温其里,里证缓解,再用桂枝汤解表散邪。所以,表里同病,应采取急者先治的原则。而只有在表病与里病处于急缓相当,且治法不冲突的情况下,才可表里同治。

(3)新旧同病:即指"痼疾加以卒病"的情况。《金匮》认为,一般情况下应先治卒病,后治痼疾。因为从病势分析,痼疾日久势缓,卒病新起势急。另一方面,痼疾根深蒂固,证候复杂,难以速愈,而卒病邪气尚浅,其病易除。因此,在痼疾加以卒病的情况下,应先治卒病,后治痼疾,可以避免新邪深入与旧疾相合。当然在临床治疗新病与旧病相合的患者时,治新病的同时还须考虑到旧病。如《伤寒论·辨太阳病脉证并治上第五》篇:"喘家作,桂枝汤加厚朴、杏子佳。"就是治疗新病兼顾旧病的例证。

(4)审因论治:本篇第17条"夫诸病在脏,欲攻之,当随其所得而攻之"之语,体现了《金匮》审因论治的治疗法则。"所得"为相合、依附之意,指与病邪相结合。病邪入脏在里,痼结不解,多与体内痰、水、瘀血、宿食等有形实邪相结合,治疗时当审因论治,攻逐有形实邪,使无形之邪失去依附,则病易痊愈。例如,渴而小便不利,审其因为热与水结而伤阴,当用猪苓汤育阴利水,使水去而热除阴复,渴亦随之而解。它证可依此类推,如热与食结用大、小承气汤。另以唐宗海为代表的医家认为,"得"者,合也,五脏之所合为相表里之腑,即脏有病者,当随其所合之腑而攻治。如肾与膀胱相合,肾病则治其膀胱。这种"脏病取腑"的治法已在临床应用,有实践指导意义。

(5) 饮食调护:本篇第16条"五脏病各有所得者愈"之语说明,根据五脏喜恶治疗和护理有利于其生理功能的恢复。五脏生理特性各异,适宜病情好转的饮食、居处的条件也不相同,"所得"指与五脏特性相应的饮食、居处与治疗。如脾喜燥而恶湿,脾为湿困,则宜温燥而忌肥甘,护理时就要注意避免食用肥甘厚味之品。又如脾胃虚寒者,除服用温补脾胃的药物外,还要注意饮食温热易消化,并保持居处温暖,才有助于疾病的恢复。反之,若治疗、护理违背五脏特性,则助长病邪而使病情恶化。如脾胃虚寒者服用苦寒药物,食用生冷难消化的食物,居于寒冷潮湿之处等,都会加重脾胃虚寒,即"各随其所不喜者为病"。另外,一般病态下患者脾胃常虚而纳呆,若突然出现索食平素不喜之食,则多为脏气为邪气所变,可能出现食气助长邪气而发热的现象,属病理状态,对于重病者预后不佳,有诊断意义。

8. 疾病的病机、四诊要点及预后

原文第10条以"厥阳独行"和"有阳无阴"说明卒厥

患者阴不敛阳、阳气上逆的病理状态，体现了《金匮》对病机的认识为阴阳失和。

原文第3、第6、第4、第9、第5、第7条分别列举了望、闻、切诊及四诊合参的范例，突出了细心观察、四诊结合、脉证合参的重要性。

原文第11、第12条以脉象、体征、症状出现的先后判断病位的深浅及传变次序。突出了杂病诊治过程中预后的重要性。

9. 本篇的意义及篇名含义

本篇以整体观念为指导，脏腑经络学说为理论依据。就人体而言，脏腑在内，经络在外，是一个整体；就疾病而言，虽然内伤杂病多自内而发，病变多在脏腑，但常因外感"客气邪风"诱发，病邪侵袭，正虚无力抗邪，往往先中经络、肌肤腠理，而后入脏腑。因此在分析杂病病机时，《金匮》以脏腑经络理论为主，本篇中对疾病的分类也以脏腑经络划分，将经络病归为阳病，脏腑病归为阴病。若能掌握脏腑经络先后病的病理传变规律，就能分清标本缓急，给予恰当的治疗。篇名中"先后病"提示临床应注意脏腑经络先后病的传变规律。杂病有在经、络、脏、腑不同病位和出现先后之别，根据病证的不同表现辨证施治方能收效。所以该篇以"脏腑经络先后病"命名，对疾病的发生、预防、病因病机、诊断、治疗及饮食调护等方面都做了原则性的提示,在全书中具有纲领性意义。

【释难解惑】

1. 脏腑虚实相传有何基本规律?

依据五行生克制化的原理,人体脏腑在生理方面相互联系,在病理方面则有虚实相传的规律。

一者,实则传而虚则不传,指已病脏腑而言。如"见肝之病,知肝传脾",是指肝实证易传其所胜之脾,故需"当先实脾"。若属肝虚证,则不易传脾。

二者,虚则受邪而实则不受邪,指受传脏腑而言。仍以肝病传脾为例,如肝实脾虚则肝病传脾,治疗上必须"当先实脾",如脾不虚则不需补脾,故云:"四季脾王不受邪,即勿补之"。总之,脏腑邪盛则传,邪不盛则不传;脏腑虚则受邪,不虚则不受邪气相传,这就是脏腑虚实传变的基本规律。

2. 为何《金匮》认为"脉浮者在前,其病在表;浮者在后,其病在里"?

"脉浮者在前"指浮脉见于关前寸部。寸脉属阳主表,所以寸脉浮,病邪多在表,是正气抗邪于表的征象,脉多浮而有力。"浮者在后"是指浮脉见于关后尺部。尺脉属阴主里,所以尺脉浮则病在里,多由于肾阴不足,虚阳外浮所致,脉多浮而无力,且兼"腰痛背强不能行,必短气而极"的肾虚症状,强调必须脉证相参,才能做出正确判断。此句意在指出,临床诊脉要注意分部,且辨证还应注意结合临床症状。

3. 为何说"在上焦者,其吸促;在下焦者,其吸远,此皆难治"?

人的呼吸主要与肺肾两脏有关。肺主呼吸,而肾主纳气。所以有"肺为气之主,肾为气之根"的说法。此处"上焦"指肺,"下焦"指肾。"在上焦者,其吸促"指病在上焦,呼吸短促困难,为肺气大虚而吸入之气不能下达,气入而随即外出所致。"在下焦者,其吸远"指病在下焦,吸气深长而困难,为元气衰竭,肾不纳气所致。二者均病程较长、病情严重,故云"此皆难治"。

痉湿暍病脉证治第二

【重点条文】

[原文 9] 夫痉脉，按之紧如弦，直上下行。一作築築而弦。《脉经》云：痉家其脉伏坚，直上下。

[原文 11] 太阳病，其证备，身体强，几几然，脉反沉迟，此为痉，栝蒌桂枝汤主之。

栝蒌桂枝汤方：

栝蒌根二两　桂枝三两　芍药三两　甘草二两
生姜三两　大枣十二枚

上六味，以水九升，煮取三升，分温三服，取微汗。汗不出，食顷，啜热粥发之。

[原文 12] 太阳病，无汗而小便反少，气上冲胸，口噤不得语，欲作刚痉，葛根汤主之。

葛根汤方：

葛根四两　麻黄三两（去节）　桂枝三两（去皮）

芍药二两　甘草二两（炙）　生姜三两　大枣十二枚

上七味，㕮咀，以水七升，先煮麻黄、葛根，减二升，去沫，内诸药，煮取三升，去滓，温服一升，覆取微似汗，不须啜粥，余如桂枝汤法将息及禁忌。

[原文13]痉为病，一本痉字上有刚字。胸满口噤，卧不着席，脚挛急，必齘齿，可与大承气汤。

大承气汤方：

大黄四两（酒洗）　厚朴半斤（炙，去皮）　枳实五枚（炙）　芒硝三合

上四味，以水一斗，先煮二物，取五升；去滓，内大黄，煮取二升；去滓，内芒硝，更上火微一二沸，分温再服，得下止服。

[原文14]太阳病，关节疼痛而烦，脉沉而细一作缓者，此名湿痹。《玉函》云：中湿。湿痹之候，小便不利，大便反快，但当利其小便。

[原文18]风湿相搏，一身尽疼痛，法当汗出而解。值天阴雨不止，医云此可发汗，汗之病不愈者，何也？盖发其汗，汗大出者，但风气去，湿气在，是故不愈也。若治风湿者，发其汗，但微微似欲出汗者，风湿俱去也。

[原文20]湿家身烦疼，可与麻黄加术汤发其汗为宜，慎不可以火攻之。

麻黄加术汤方：

麻黄三两（去节）　桂枝二两（去皮）　甘草一两
（炙）　杏仁七十个（去皮尖）　白术四两

上五味，以水九升，先煮麻黄，减二升，去上沫，内诸
药，煮取二升半，去滓，温服八合，覆取微似汗。

[原文21] 病者一身尽疼，发热，日晡所剧者，名风
湿。此病伤于汗出当风，或久伤取冷所致也，可与麻黄
杏仁薏苡甘草汤。

麻黄杏仁薏苡甘草汤方：

麻黄（去节）半两（汤泡）　甘草一两（炙）　薏苡仁
半两　杏仁十个（去皮尖，炒）

上锉麻豆大，每服四钱匕，水盏半，煮八分，去滓，温
服。有微汗，避风。

[原文22] 风湿，脉浮，身重，汗出，恶风者，防己黄
芪汤主之。

防己黄芪汤方：

防己一两　甘草半两（炒）　白术七钱半　黄芪
一两一分（去芦）

上锉麻豆大，每抄五钱匕，生姜四片，大枣一枚，水
盏半，煎八分，去滓，温服，良久再服。喘者，加麻黄半
两；胃中不和者，加芍药三分；气上冲者，加桂枝三分；下
有陈寒者，加细辛三分。服后当如虫行皮中，从腰下如

冰，后坐被上，又以一被绕腰以下，温，令微汗，差。

[原文23] 伤寒八九日，风湿相搏，身体疼烦，不能自转侧，不呕不渴，脉浮虚而涩者，桂枝附子汤主之；若大便坚，小便自利者，去桂加白术汤主之。

桂枝附子汤方：

桂枝四两（去皮）　生姜三两（切）　附子三枚（炮去皮，破八片）　甘草二两（炙）　大枣十二枚（擘）

上五味，以水六升，煮取二升，去滓，分温三服。

白术附子汤方：

白术二两　附子一枚半（炮，去皮）　甘草一两（炙）生姜一两半（切）　大枣六枚

上五味，以水三升，煮取一升，去滓，分温三服。一服觉身痹，半日许再服，三服都尽，其人如冒状，勿怪，即是术、附并走皮中逐水气，未得除故耳。

[原文24] 风湿相搏，骨节疼烦，掣痛不得屈伸，近之则痛剧，汗出短气，小便不利，恶风不欲去衣，或身微肿者，甘草附子汤主之。

甘草附子汤方：

甘草二两（炙）　附子二枚（炮，去皮）　白术二两桂枝四两（去皮）

上四味，以水六升，煮取三升，去滓，温服一升，日三服。初服得微汗则解，能食，汗出复烦者，服五合。恐一

升多者,服六七合为妙。

[原文25] 太阳中暍,发热恶寒,身重而疼痛,其脉弦细芤迟。小便已,洒洒然毛耸,手足逆冷;小有劳,身即热,口开,前板齿燥。若发其汗,则恶寒甚;加温针,则发热甚;数下之,则淋甚。

[原文26] 太阳中热者,暍是也。汗出恶寒,身热而渴,白虎加人参汤主之。

白虎加人参汤方:

知母六两　石膏一斤(碎)　甘草二两　粳米六合
人参三两

上五味,以水一斗,煮米熟汤成,去滓,温服一升,日三服。

【重点考点】

1. 词解

(1) 刚痉:外感痉病的一种,以头项强急,口噤,甚则角弓反张,发热恶寒,无汗为主症。

(2) 柔痉:外感痉病的一种,以头项强急,口噤,甚则角弓反张,发热汗出而不恶寒为主症。

(3) 几(shū 舒,或 jǐn 紧)几然:本指小鸟羽毛未盛,伸颈欲飞而不能飞的样子。此指患者身体强直,不能俯仰转侧自如。

(4) 中暍(yē 椰):即伤暑。

（5）疮家：久患疮疡或金刃创伤不愈的患者。

（6）湿家：久患湿病的人，多为素体脾运不健易招外湿致病之人。

（7）湿痹：痹，闭也。指湿邪留注关节，闭阻筋脉气血，出现关节疼痛的病证。

（8）火攻：指烧针、艾灸、熨、熏一类外治法。

（9）日晡（bū）所：日晡，为午后日落之时，约为中原地区的申酉时段。日晡所，即指午后，或傍晚时分。

（10）取冷：贪凉之意。

（11）卧不着席：指手足向后伸仰，仰卧时腰背不能触席，即角弓反张的样子。

（12）龄（xiè谢）齿：指上下牙齿相摩，切磋有声。

（13）虫行皮中：指服用防己黄芪汤后，患者出现皮肤中犹如虫类爬行的异常感觉。

（14）食顷：指服药时间，大约吃一顿饭的工夫。

（15）冒状：指瞑眩，头晕眼花。为药后反应。

2. 痉病概念　由外感风寒，津液不足，邪伤筋脉，失于濡养所致。病在筋脉，以项背强急、口噤、甚至角弓反张为主症，不同于温热病后期的痉厥。

3. 痉病病因病机　误治伤津可致痉病。如表证过汗或误下，疮家兼外感而误汗，均可更伤营血津液，筋脉失养而致痉病。

4. 痉病辨证论治(见表 2-1)

表 2-1　痉病辨证论治

证型	原文	主　症	病机	治法	方剂
柔痉	11	项背强,肢体拘急,发热,汗出,恶风,脉沉迟	风邪在表津液不足筋脉失养	解肌祛邪生津舒筋	栝楼桂枝汤
欲作刚痉	12	项背强,肢体拘急,恶寒,发热,无汗,小便少,气逆冲胸,口唇拘急不能言语,脉浮紧	表实郁闭津液不足筋脉失养	解肌发表升津舒筋	葛根汤
阳明痉病	13	肢体拘挛,角弓反张,口噤龂齿,胸满气滞,壮热汗出,心烦,渴欲冷饮,脉数有力	阳明实热热灼阴津经脉失养	通腑泄热急下存阴	大承气汤

5. **湿病概念**　为感受外湿兼夹风寒之邪,侵犯肌表,流注关节所致。病在肌肉、关节,以发热身重、骨节疼烦为主症,不同于内伤所生的里湿证。

6. **湿病治法**　风湿在表者治以微汗法,以发汗药与药后调护相配合,达到"微微似欲出汗"的效果,即汗出而不过,使阳气周行,外湿得除;外湿入里,出现湿注大肠小便不利、大便反快者,治以利小便法,即"利小便实大便"之意,更有通阳化气、复膀胱气化之功。

7. 湿病辨证论治(见表 2-2)

表 2-2　湿病辨证论治

证型	原文	主 症	病 机	治 法	方 剂
头中寒湿	19	身疼发热,头痛,面黄,喘,鼻塞,心烦,饮食正常,脉浮大	头中寒湿肺气不宣	宣利上焦寒湿	辛夷散等纳鼻取嚏
寒湿在表	20	身痛而烦,可有肢重或拘急感,恶寒,发热,无汗,脉浮紧	寒湿痹阻卫阳	微汗解肌散寒除湿	麻黄加术汤
风湿在表	21	周身痛,发热而日暮时剧,恶寒轻,无汗,脉濡缓	风湿在表欲入里化热	轻清宣化解表祛湿	麻黄杏仁薏苡甘草汤
风湿兼气虚	22	身重,汗出,恶风,脉浮	风湿在表卫虚失固	祛风除湿益气实卫	防己黄芪汤

证型	原文	主　症	病机	治法	方剂
风湿兼表阳虚	23	身痛剧烈而不能自行转侧,心烦,不呕不渴,脉浮虚而涩	风湿在表日久表阳虚风偏盛	解表助阳散风湿	桂枝附子汤
		身痛剧烈而不能自行转侧,肢体沉重无力,心烦,不呕不渴,大便坚实,小便正常	风湿在表日久表阳虚湿偏盛	温经除湿	白术附子汤
风湿兼表里阳虚	24	骨节掣痛而烦,痛剧而拒按且不能屈伸,汗出,恶风重,短气,小便不利,身微肿	表里阳虚风湿俱盛	温经通阳祛风除湿散寒止痛	甘草附子汤

8. 湿病治禁　禁火攻、过汗及早用下法。火攻易致大汗淋漓,与药物所致过汗一样,易伤阳气而湿邪未去;湿邪在表时用下法易引邪入里而里阳更伤,虚阳上越而阴气下脱,成难治之死证。

9. 暍病概念　即伤暑,以发热身重、汗出烦渴、少气脉虚为主症,与突然昏厥之中暑不同。

10. 暍病辨证论治 (见表2-3)

表2-3　暍病辨证论治

证型	原文	主症	病机	治法	方剂
热盛	26	大汗出,背恶寒,身热,口大渴,倦怠少气	暑热炽盛气津两伤	清热祛暑益气生津	白虎加人参汤
湿盛	27	身热,身疼而重,脉微弱	暑邪夹湿湿盛阳郁	去湿散水	一物瓜蒂汤

11. 暍病治禁　发汗、温针等火攻法及下法。暍病病机为气津两伤,发汗、温针等火攻法及下法均易伤阳耗阴。

【释难解惑】

1. 痉病病因为误汗或误下,为何还用麻、桂剂及大承气汤?

由原文第4、第5、第6条可见,痉病多由太阳病、太阳中风证、疮家等外有实邪者误汗或误下所致,虽出现津液不足但外邪仍未祛除,且渐次入里。此时若以滋养扶正为主,而不速去外邪,则有留邪之弊,非但养津无效,还会使邪气内传脏腑。故以栝楼桂枝汤和葛根汤以解肌祛邪为主,佐以栝楼根、葛根等养阴生津舒筋之品。而当外邪内传,郁于阳明,出现胸满、口噤、卧不着席、下肢挛急、齘齿等症时,亦应给邪气以出路,以大承气汤泻下邪热,急下存阴。但均应控制汗下力度,以防伤正。

2. 为何及如何使用"微汗"法?

汗液为体内阴津或水湿之邪通过阳气的蒸腾气化而来,再由卫阳司毛窍之开阖而排出,故汗出过程极易耗损阴津阳气,所谓"汗为心之液",即言汗出与脏腑及正气间的重要关联。因此,汗法不可误用,亦不可过用,《伤寒论》中多有变证、坏证、死证系由汗不得法所致,可见即使确系表有实邪,应用时亦应控制好分寸。而本篇湿病治法中提出,以汗法治疗风湿病应达到"微微似欲出汗"的效果,以达到风湿俱去的目的,这提示医者应根据邪气特点选择治法,如湿邪缠绵难去,则不宜用峻汗法,欲祛邪而不伤正,应以"微微似欲出汗"作为取汗标准。可以说,"微汗"不仅是本篇湿邪在表的治疗原则,亦可作为一切汗法的标准。

"微汗"指汗出程度,不可因麻、桂辛温而畏于使用,而应通过药物配伍、药量配比、煎服法、药后调护控制汗出程度。如麻黄加术汤中麻桂同用,辛温发汗之力不可谓不大,但煎煮时间较《伤寒论》桂枝剂更长,与麻黄汤相当,一定程度上减弱了麻黄的发汗力度,且方后注与麻黄汤同样注有"覆取微似汗",可见无论是《伤寒论》中的麻黄汤还是本篇欲使风湿俱去的麻黄加术汤,均以覆被助药力,取微汗作为控制汗出程度的有效方法。

百合狐惑阴阳毒病脉证治第三

【重点条文】

[原文 1] 论曰：百合病者，百脉一宗，悉致其病也。意欲食复不能食，常默默，欲卧不能卧，欲行不能行，饮食或有美时，或有不用闻食臭时，如寒无寒，如热无热，口苦，小便赤，诸药不能治，得药则剧吐利，如有神灵者，身形如和，其脉微数。

每溺时头痛者，六十日乃愈；若溺时头不痛，淅然者，四十日愈；若溺快然，但头眩者，二十日愈。其证或未病而预见，或病四五日而出，或病二十日，或一月微见者，各随证治之。

[原文 2] 百合病发汗后者，百合知母汤主之。

百合知母汤方：

百合七枚(擘)　知母三两(切)

上先以水洗百合，渍一宿，当白沫出，去其水，更以泉水二升,煎取一升,去滓;别以泉水二升煎知母,取一升,去滓;后合和煎,取一升五合,分温再服。

[原文3]百合病下之后者,滑石代赭汤主之。

滑石代赭汤方:

百合七枚(擘) 滑石三两(碎,绵裹) 代赭石如弹丸大一枚(碎,绵裹)

上先以水洗百合,渍一宿,当白沫出,去其水,更以泉水二升,煎取一升,去滓;别以泉水二升煎滑石、代赭,取一升,去滓,后合和重煎,取一升五合,分温服。

[原文4]百合病吐之后者,百合鸡子汤主之。

百合鸡子汤方:

百合七枚(擘) 鸡子黄一枚

上先以水洗百合,渍一宿,当白沫出,去其水,更以泉水二升,煎取一升,去滓,内鸡子黄,搅匀,煎五分,温服。

[原文5]百合病不经吐、下、发汗,病形如初者,百合地黄汤主之。

百合地黄汤方:

百合七枚(擘) 生地黄汁一升

上以水洗百合,渍一宿,当白沫出,去其水,更以泉水二升,煎取一升,去滓,内地黄汁,煎取一升五合,分温再服。中病，勿更服，大便当如漆。

[原文 10]狐惑之为病，状如伤寒，默默欲眠，目不得闭，卧起不安，蚀于喉为惑，蚀于阴为狐，不欲饮食，恶闻食臭，其面目乍赤、乍黑、乍白。蚀于上部则声喝，一作嗄。甘草泻心汤主之。

甘草泻心汤方：

甘草四两　黄芩三两　人参三两　干姜三两　黄连一两　大枣十二枚　半夏半升

上七味，水一斗，煮取六升，去滓，再煎，温服一升，日三服。

[原文 11]蚀于下部则咽干，苦参汤洗之。

苦参汤方：

苦参一升

以水一斗，煎取七升，去滓，熏洗，日三服。

[原文 12]蚀于肛者，雄黄熏之。

雄黄：

上一味为末，筒瓦二枚合之，烧，向肛熏之。《脉经》云：病人或从呼吸上蚀其咽，或从下焦蚀其肛阴，蚀上为惑，蚀下为狐。狐惑病者，猪苓散主之。

[原文 13]病者脉数，无热，微烦，默默但欲卧，汗出，初得之三四日，目赤如鸠眼；七八日，目四眦一本此有黄字黑。若能食者，脓已成也，赤小豆当归散

主之。

赤小豆当归散方：

赤小豆三升(浸令芽出，曝干)　当归三两

上二味，杵为散，浆水服方寸匕，日三服。

【重点考点】

1. 词解

(1) 见于阳者，以阴法救之：是百合病的治疗原则，为本篇治疗百合病诸方的制方依据。如见阴虚内热证，治宜补其阴之不足，以调整阳之偏盛。

(2) 声喝(yè 夜)：因咽喉蚀烂，伤及声门而致声音嘶哑。

(3) 浆水：浆，酢也。《本草纲目》称浆水又名酸浆。《本草原始》云："浆，酢也，炊粟米熟，投冷水中，浸五六日，味酸，生白花，色类浆，故名。"

(4) 目四眦黑：眦，眼角；目四眦黑，即两眼内外角发黑，表明瘀血内积，脓已成熟。

(5) 目赤如鸠眼：鸠，鸟名，其目色赤。形容病者白睛红赤，为蓄热不解，湿毒不化，痈脓将成之象。

(6) 淅然：怕风、寒栗之状。

(7) 溺快然：意为排尿通利，无任何不适。

(8) 百脉一宗：百脉，泛指全身血脉；宗，本也。指人体百脉，同出一源。

2. 百合病概念 百合病是指由于热病之后余热未尽，或情志不遂郁而化火引起心肺阴虚内热所致，临床以神志恍惚不定、饮食、感觉、行动、起居异常及口苦、小便赤、脉微数等为特征的一类疾病。

3. 狐惑病概念 狐惑病是指由于湿热或虫毒所致，临床以目赤、咽喉及前后二阴蚀烂甚或酿脓为特征，伴神情恍惚、狐疑惑乱等症的一类疾病。

4. 阴阳毒概念 阴阳毒是指由于感受疫毒所致，临床以发斑、咽喉痛为主症的急性热病。

5. 百合病临床表现、病因病机、治则及预后

临床表现：① 或然症：神志恍惚不定（"常默默"），饮食异常（"意欲食复不能食""饮食或有美时，或有不用闻食臭时"），感觉异常（"如寒无寒，如热无热"），行动起居异常（"欲卧不能卧，欲行不能行"），幻觉（"如有神灵者"）和形体（"身形如和"）；② 必然症：口苦、小便赤、脉微数。

病因病机：① 发于热病之后，余热未尽，心肺阴虚内热。② 因情志不遂，日久郁结化火，消铄阴液。治疗原则：随证治之。对热病之后继发性百合病，药物治疗即可；对情志内伤所致之百合病，治宜药物配合心理疗法。

预后：一般而言，百合病的临床表现在时间先后上没有一定规律，其痊愈的时间也各不相同。原文以小便时有无头痛、畏寒，推断痊愈的时间，其所谓"六十日"

"四十日""二十日"的愈期,仅说明病情有轻重之分,愈期有先后之别,并非定数。但热病后而引起的百合病是否有时间上的规律,尚待研究。

6. "百脉一宗,悉致其病"的含义

"百脉一宗,悉致其病"是对百合病病机的高度概括。人身之血脉,分之为百脉,合之为一宗,由于心主血脉,肺主治节、朝百脉,故心肺为人体百脉之主管和统辖,"一宗"实指心肺。若心肺功能正常,则气血通畅,百脉调和;若心肺阴虚内热,则气血失调而百脉受累,症状百出,形成百合病。

7. 百合病辨证论治(见表3-1)

表3-1 百合病辨证论治

证型	原文	主症	病机	治法	方剂
本病	5	① 神志、饮食起居、感觉异常及常见心肺阴虚内热证 ② 未经误治 ③ 病虽久而证未变	心肺阴虚内热神志不安	滋阴清热养心安神	百合地黄汤
误汗后	2	本病主症兼见心烦,口燥	复伤津液,阴虚内热	补虚清热滋阴润燥	百合知母汤

证型	原文	主 症	病 机	治法	方剂
误下后	3	本病主症兼见小便短涩不利,呕恶	误伤脾胃,升降失常	养阴清热利水降逆	滑石代赭汤
误吐后	4	本病主症兼见虚烦不眠,胃中不和	误伤胃阴,虚热内扰	滋阴清热和胃除烦	百合鸡子汤
变 渴	6	本病主症兼见明显口渴	百合病日久不解,阴虚内热较甚	清热生津滋阴养胃	百合洗方
渴不瘥	7	依上法治疗后口渴仍不解	阴虚内热更甚	益阴潜镇润燥止渴	栝蒌牡蛎散
变发热	8	发热,小便短涩不利	百合病日久不解,里热较甚	养阴润肺清热利水	百合滑石散

8. 狐惑病临床表现及病机

① 主症:人体上部或下部的蚀烂甚或成脓,可见声音嘶哑,咽喉或前后二阴溃疡,目赤;② 兼症:状如伤寒,默默欲眠,目不得闭,卧起不安,不欲饮食,恶闻食臭;③ 或有症:面目乍赤、乍黑、乍白。

病机:湿热内蕴。

9. 狐惑病辨证论治（见表3-2）

表3-2　狐惑病辨证论治

证型	原文	主　症	治法	方剂
蚀于上 （咽喉）	10	上部蚀烂 声音嘶哑	清热燥湿 解毒安中	甘草泻心汤
蚀于下 （前阴）	11	前阴瘙痒溃烂	清热解毒 杀虫止痒	苦参汤外洗
蚀于肛	12	肛门瘙痒溃烂	燥湿解毒杀虫	雄黄外熏
脓已成	13	目四眦黑，能食	清热凉血 解毒排脓	赤豆当归散

10. 阴阳毒的病因及分类特点

　　阴阳毒与感染疫毒有关，以发斑（发热）和咽喉痛为主症，根据其斑疹的鲜明与隐晦分为阳毒与阴毒，阳毒的特点为面赤斑斑如锦纹，咽喉痛，唾脓血；阴毒的特点为面目青，身痛如被杖，咽喉痛。

11. 阴阳毒辨证论治（见表3-3）

表3-3　阴阳毒辨证论治

证型	原文	主　症	病机	治法	方剂
阳毒	14	面赤，皮下隐现红色斑纹，咽喉痛，咯吐脓血	热毒壅于血分	清热解毒活血化瘀	升麻鳖甲汤

证型	原文	主　症	病机	治法	方剂
阴毒	15	面目青，身痛如被杖，咽喉痛	疫毒入血瘀血凝滞	解毒散瘀	升麻鳖甲汤去雄黄、蜀椒

12. 百合病和狐惑病的命名含义

百合病的命名学说主要有 3 种：一是药物命名说，如魏荔彤认为是百合一味瘳此病而得名；二是病机命名说，如尤在泾认为是以"百脉一宗，悉致其病"的病机高度概括而命名。三是病症命名说，以黄坤载为代表，认为百合病是以百病之合，错综复杂，变化多端而命名。

狐惑病的命名有两层含义：一是从症状命名，症状变化多端，反复无常，犹如狐之行踪诡秘，令人狐疑惑乱；二是从病因命名，病因中有感染虫毒说，且"惑"字篆文似"蜮"，蜮即毒虫，故有"狐蜮病"之说。

13. 百合、狐惑、阴阳毒病的合篇意义

百合病以神志恍惚不定，饮食、感觉、行动、起居异常及口苦、小便赤、脉微数等为特征。狐惑病以咽喉及前后二阴蚀烂、目赤为特征，伴有默默欲眠、目不得闭、卧起不安、不欲饮食、恶闻食臭以及面目乍赤、乍黑、乍

白等症。阴阳毒病以发斑(发热)和咽喉痛为主症。三病在症状上有相似之处,如百合病与狐惑病均有神志、饮食方面的失常,狐惑病与阴阳毒病均有咽喉症状。且病因病机均与热有关,故合为一篇讨论。

【释难解惑】

1. 如何理解第9条原文中"见于阳者,以阴法救之"和"见阳攻阴,复发其汗,此为逆"?

第9条原文提示了百合病的治疗原则。"见于阳者,以阴法救之"之阴阳是指病证的表与里,"见阳"指表证,"阴法"指治里之法,如百合病变发热为表证,用百合滑石散从里治之,属百合病正治法;"见阳攻阴"是指见到虚热症状而误用解表之汗法反损其阴,属百合病逆治法。此条提示百合病病性为虚损性疾病,不可以祛实邪之汗、下等法犯"虚虚"之诫。

2. 百合地黄汤方后注对临床应用有哪些提示?

①"中病,勿更服",因"更"字的一字多义而存在"效不更方"和"中病即止"两种背道而驰的理解。参考《伤寒论》及《金匮》其他篇章对"更"字的用法,如"可更发汗""若不汗,更服依前法""若吐,则勿更服"等,将"更"理解为"再,继续"较为合理。即告诫医者方中生地黄汁与百合、泉水相合均为寒凉之品,易伤脾败胃,故应中病即止,以防药过病所而伤正气。②"大便当如漆"

是因服用生地黄汁而使大便呈药色,即黑亮如漆,停药即可恢复正常便色,提示医者应预知药后反应,避免影响诊断,造成医患恐慌。

疟病脉证并治第四

【重点条文】

[原文1] 师曰：疟脉自弦，弦数者多热，弦迟者多寒，弦小紧者下之差，弦迟者可温之，弦紧者可发汗、针灸也。浮大者可吐之，弦数者风发也，以饮食消息止之。

[原文2] 病疟，以月一日发，当以十五日愈；设不差，当月尽解；如其不差，当云何？师曰：此结为癥瘕，名曰疟母，急治之，宜鳖甲煎丸。

鳖甲煎丸方：

鳖甲十二分（炙）　乌扇三分（烧）　黄芩三分　柴胡六分　鼠妇三分（熬）　干姜三分　大黄三分　芍药五分　桂枝三分　葶苈一分（熬）　石韦三分（去毛）厚朴三分　牡丹五分（去心）　瞿麦二分　紫葳三分半夏一分　人参一分　䗪虫五分（熬）　阿胶三分（炙）

蜂窝四分（炙）　赤硝十二分　蜣螂六分（熬）　桃仁
二分

上二十三味为末，取锻灶下灰一斗，清酒一斛五
斗，浸灰，候酒尽一半，着鳖甲于中，煮令泛烂如胶漆，
绞取汁，内诸药，煎为丸，如梧子大，空心服七丸，日
三服。

[原文3]师曰：阴气孤绝，阳气独发，则热而少气
烦冤，手足热而欲呕，名曰瘅疟。若但热不寒者，邪气内
藏于心，外舍于分肉之间，令人消铄肌肉。

[原文4]温疟者，其脉如平，身无寒但热，骨节疼
烦，时呕，白虎加桂枝汤主之。

白虎加桂枝汤方：

知母六两　甘草二两（炙）　石膏一斤　粳米二合
桂枝（去皮）三两

上锉，每五钱，水一盏半，煎至八分，去滓，温服，汗
出愈。

[原文5]疟多寒者，名曰牝疟，蜀漆散主之。

蜀漆散方：

蜀漆（烧去腥）　云母（烧二日夜）　龙骨等分

上三味，杵为散，未发前，以浆水服半钱。温疟加蜀
漆半分，临发时，服一钱匕。一方云母作云实。

【重点考点】

1. 词解

（1）瘅（dān 丹）疟：瘅，热也。是阳热炽盛，表现为但热不寒的疟病。

（2）温疟：指里热炽盛，表有寒邪，表现为热多寒少的疟病。

（3）牝（pìn 聘）疟：牝，阴也。指素体阳虚，疟邪痰阻，以寒多热少为特征的疟病。

（4）疟母：指疟病久而不愈，正气日衰，致疟邪与痰血结于胁下而形成痞块的病症。

（5）风发：风，泛指邪气。指感受外邪而发热。

（6）癥瘕：指腹中有痞块，坚硬不移。

（7）饮食消息止之：指选择适当的饮食调养方法以辅助治疗。

（8）烦冤：形容烦闷不舒，难以言状的感觉。

（9）分肉：肌肉外层为白肉，内层为赤肉，赤白之间界限分明，故名分肉。

（10）消铄肌肉：指阳热之邪灼伤阴液，耗损肌肉。

2. 疟病概念 疟病是感受疟邪而引起的以先寒战，后壮热，汗出而解，休作有时为主要临床特征的疾病。

3.疟病辨证论治(见表4-1)

表4-1 疟病辨证论治

证型	原文	主症	病机	治法	方剂
疟母	2	疟病日久,胁下痞块	疟病迁延不愈,反复发作,正气渐衰,疟邪假血依痰,结成痞块,居于胁下	攻补兼施寒热并用行气化瘀除痰消癥	鳖甲煎丸
瘅疟	3	但热不寒,少气烦闷,手足热,欲呕	邪热炽盛充斥内外耗伤气阴	原文未出后世多清热救阴	原文未出,可参白虎加参汤
温疟	4	其脉如平(弦数),热多寒少,骨节疼烦,时呕	里热炽盛表有寒邪	清里热散表寒	白虎加桂枝汤
牝疟	5	恶寒多,发热少	素体阳虚疟邪痰阻	祛痰通阳截疟	蜀漆散

4.疟病的主脉、病机与基本治法

第一条原文谓"疟脉自弦",指出疟病的主脉为弦脉,也可以作为疟病脉象总纲。疟病因病机为疟邪伏于少阳,以先寒战、后壮热、汗出而解、休作有时为临床特征。根据病邪性质偏寒偏热与兼夹多少的不同、病位上下深浅的不一，以及患者体质的差异，临床上疟病辨证论治可在弦脉的基础上根据弦数、弦迟、弦小紧、弦紧、浮大等不同脉象分别采用相应的治法。

5. 对温疟"其脉如平"的理解

目前主要有两种不同看法。其一，认为与正常人的脉象一样；其二，认为与平时所见的疟病脉一样。根据原文描述，温疟为热多寒少的一类疟病，而里热炽盛之人脉多见洪数或滑数，很少出现平人脉象，且第1条原文已明确指出"疟脉自弦"，"弦数者多热"，故此处的"其脉如平"应理解为弦数脉较为合理。

【释难解惑】

1. 为什么"病疟，以月一日发，当以十五日愈，设不差，当月尽解"？

古人认为人与自然界息息相应，气候变化对疾病转归有一定影响。中国农历以五日为一候，三候即十五日，为一节气。天气更移，人身之气亦随节气相应更移。根据节气更换的规律推演，人身之气也以十五日为变化周期，气旺则正能胜邪而疟病愈，故云："当以十五日愈"。若十五日不愈，说明正不胜邪，需再经一更气，即再过十五日，共三十日疟病可以痊愈，即"当月尽解"。这说明古人十分重视自然界对人体疾病的影响，我们应理解其精神，临床上不能绝对化而放弃必要的治疗。

2. 疟病与少阳病有何异同?

疟病与伤寒少阳病在主症上都有寒热往来、脉弦。但二者在具体病因、症状、病机、治法方面都有区别。

疟病的病因为感受疟邪,其症状特点是寒热往来,休作有时,发作时先寒后热,继之汗出热退。病机为邪伏少阳,出入于营卫之间,邪正相争则病发。邪入与营阴相争则寒,出与卫阳相搏则热,邪与卫气相离则汗出热退而发作停止。人体营卫运行,日夜有度,故其寒热往来,休作有时。治疗在和解截疟的基础上,根据具体病情可分别采用汗、吐、下、温、清、针刺、饮食调理等法。

伤寒少阳病多因太阳病外邪不解,传变而来。症状特点是寒热往来,作无定时,伴胸胁苦满、不欲饮食、口苦、目眩等。证属无形邪热停留在少阳半表半里,正邪分争,互有胜负,故寒热往来,作无定时。少阳胆气不舒,则胸胁苦满,不欲饮食,口苦,目眩。治疗以和解为大法,因邪气既不在太阳之表,也不在阳明之里,故禁用汗、吐、下法。

中风历节病脉证并治第五

【重点条文】

[原文 2] 寸口脉浮而紧,紧则为寒,浮则为虚,寒虚相搏,邪在皮肤;浮者血虚,络脉空虚,贼邪不泻,或左或右;邪气反缓,正气即急,正气引邪,喝僻不遂。

邪在于络,肌肤不仁;邪在于经,即重不胜;邪入于腑,即不识人;邪入于脏,舌即难言,口吐涎。

[原文 8] 诸肢节疼痛,身体魁羸,脚肿如脱,头眩短气,温温欲吐,桂枝芍药知母汤主之。

桂枝芍药知母汤方:

桂枝四两　芍药三两　甘草二两　麻黄二两　生姜五两　白术五两　知母四两　防风四两　附子二枚(炮)

上九味,以水七升,煮取二升,温服七合,日三服。

[原文 10] 病历节不可屈伸,疼痛,乌头汤主之。

乌头汤方：治脚气疼痛，不可屈伸。

麻黄　芍药　黄芪各三两　甘草三两（炙）　川乌五枚（㕮咀，以蜜二升，煎取一升，即出乌头）

上五味，㕮咀四味，以水三升，煮取一升，去滓，内蜜煎中，更煎之，服七合。不知，尽服之。

【重点考点】

1. 词解

（1）中风病：以卒然昏仆或未经昏仆，出现半身不遂，口眼㖞斜，言语不利为主症的一类疾病。

（2）历节病：由肝肾气血不足，风寒湿邪侵袭，以遍历关节疼痛，不可屈伸，甚则肿大变形为特征的一类疾病。

（3）㖞（wāi 歪）僻（pì 辟）不遂：指口眼㖞斜，偏于一侧不能随意活动。

（4）贼邪不泻：指外邪侵入人体后留滞不出。

（5）瘾疹：俗称"风疹团"，指皮肤起痒疹呈斑片状，时隐时现，时发时止。

（6）黄汗：《金匮》中有两种认识。一指历节病关节肿痛处有汗出而色黄；二指水气病以汗出沾衣如柏汁为特征的一种病症。

（7）如水伤心：因心主血脉，故犹言水湿伤及血脉。

(8) 少阴脉：为心、肾之脉。一指手少阴神门脉，位于掌后锐骨端凹陷中；二指足少阴太溪脉，位于足内踝后五分凹陷中。

(9) 盛人：指素体肥胖之人，多为痰湿之体。

(10) 身体魁羸：形容关节肿大变形，而身体瘦弱。

(11) 脚肿如脱：形容两脚肿胀，似乎要与身体脱离一样。

(12) 四属断绝：指四肢得不到气血充养。

2. 中风病病因病机　正虚为内因，由感受外邪诱发，可概括为正虚邪中。

3. 中风病的辨证分型和临床表现(见表5-1)

表5-1　中风病的辨证分型和临床表现

证型	原文	主症
邪在于络	2	肌肤不仁
邪在于经		即重不胜
邪入于腑		即不识人
邪入于脏		舌即难言，口吐涎

4. 历节病病因病机　历节病系内外合邪致病，以肝肾气血不足为内因，风寒湿邪外袭为诱因。病机为气血不足，外邪内侵，伤及血脉，浸淫筋骨，流注关节，阻碍气血运行，以致经脉痹阻，邪正相搏。

5. 历节病辨证论治(见表 5-2)

表 5-2　历节病辨证论治

证型	原文	主症	病机	治法	方剂
风湿历节	8	周身关节肿痛,下肢关节肿大明显、感觉迟钝、活动受限,四肢消瘦,头眩短气,胃中不适欲吐	风湿流注关节筋脉气血不畅化热伤阴	祛风除湿温经行痹滋阴清热	桂枝芍药知母汤
寒湿历节	10	周身关节不可屈伸,疼痛剧烈	寒湿痹阻关节气血	温经祛寒除湿止痛	乌头汤

【释难解惑】

1. 桂枝芍药知母汤的病因病机、治法及用药特点是什么?

桂枝芍药知母汤证的病因病机为风湿流注关节、筋脉,气血运行不畅,渐次化热伤阴。其辨证要点为遍历关节疼痛、肿大或变形等。由于病程迁延,正气日衰,邪气日盛,故身体瘦弱;湿无出路,下注关节则脚肿如脱;风与湿邪上犯则清阳不升而头眩;湿阻中焦,气机不利则短气;胃失和降则温温欲吐。

桂枝芍药知母汤的治法为祛风除湿,温经行痹,滋阴清热。方中桂枝配麻黄、防风祛风散湿;桂枝配炮附子温经通阳行痹;炮附子与白术助阳除湿;知母、芍药滋阴清热;重用生姜和胃止呕;甘草调和诸药。其用药特点为表里兼顾,切中病机,有温散而不伤阴,养阴而不碍阳之妙。

2. 桂枝芍药知母汤证与乌头汤证有何异同?

相同点:桂枝芍药知母汤与乌头汤均主治历节病,其共同主症为关节剧烈疼痛,不可屈伸,甚则肿大变形。

不同点:见表5-2。

血痹虚劳病脉证并治第六

【重点条文】

[**原文 2**] 血痹阴阳俱微，寸口关上微，尺中小紧，外证身体不仁，如风痹状，黄芪桂枝五物汤主之。

黄芪桂枝五物汤方：

黄芪三两　芍药三两　桂枝三两　生姜六两　大枣十二枚

上五味，以水六升，煮取二升，温服七合，日三服。
一方有人参。

[**原文 3**] 夫男子平人，脉大为劳，极虚亦为劳。

[**原文 8**] 夫失精家，少腹弦急，阴头寒，目眩一作目眶痛。发落，脉极虚芤迟，为清谷、亡血、失精。脉得诸芤动微紧，男子失精，女子梦交，桂枝加龙骨牡蛎汤主之。

桂枝加龙骨牡蛎汤方：《小品》云：虚弱浮热汗出者，除桂，加白薇、附子各三分，故曰二加龙骨汤。

桂枝　芍药　生姜各三两　甘草二两　大枣十二枚　龙骨　牡蛎各三两

上七味，以水七升，煮取三升，分温三服。

[**原文 13**] 虚劳里急，悸，衄，腹中痛，梦失精，四肢酸疼，手足烦热，咽干口燥，小建中汤主之。

小建中汤方：

桂枝三两(去皮)　甘草三两(炙)　大枣十二枚　芍药六两　生姜三两　胶饴一升

上六味，以水七升，煮取三升，去滓，内胶饴，更上微火消解，温服一升，日三服。呕家不可用建中汤，以甜故也。

[**原文 15**] 虚劳腰痛，少腹拘急，小便不利者，八味肾气丸主之。方见脚气中。

[**原文 16**] 虚劳诸不足，风气百疾，薯蓣丸主之。

薯蓣丸方：

薯蓣三十分　当归　桂枝　曲　干地黄　豆黄卷各十分　甘草二十八分　人参七分　川芎　芍药　白术　麦门冬　杏仁各六分　柴胡　桔梗　茯苓各五分　阿胶七分　干姜三分　白敛二分　防风六分　大枣百枚为膏

上二十一味，末之，炼蜜和丸，如弹子大，空腹酒服一丸，一百丸为剂。

[**原文 17**] 虚劳虚烦不得眠，酸枣仁汤主之。

酸枣仁汤方:

酸枣仁二升　甘草一两　知母二两　茯苓二两
川芎二两《深师》有生姜二两

上五味,以水八升,煮酸枣仁,得六升,内诸药,煮取
三升,分温三服。

[原文18]五劳虚极羸瘦,腹满不能饮食,食伤、忧
伤、饮伤、房室伤、饥伤、劳伤、经络营卫气伤,内有干血,
肌肤甲错,两目黯黑。缓中补虚,大黄䗪虫丸主之。

大黄䗪虫丸方:

大黄十分(蒸)　黄芩二两　甘草三两　桃仁一升
杏仁一升　芍药四两　干地黄十两　干漆一两　虻虫
一升　水蛭百枚　蛴螬一升　䗪虫半升

上十二味,末之,炼蜜和丸小豆大,酒饮服五丸,日三服。

【重点考点】

1. 词解

(1)失精家:指经常梦遗、滑精之人。

(2)痹夹背行:指脊柱两旁有麻木感。

(3)马刀侠瘿:结核生于腋下名马刀,生于颈旁名
侠瘿,二者常相联系,或称为瘰疬。

(4)缓中补虚:是虚劳干血的治法,方用大黄䗪虫
丸。峻药丸服,意在缓攻瘀血,达到扶正不留瘀,祛瘀不
伤正的目的,故谓之"缓中补虚"。

（5）肌肤甲错：肌肤失去营养，肌肤粗糙如鳞甲状。由于瘀血内停，新血不生所致。

（6）尊荣人：养尊处优之人。

（7）干血：虚劳日久不愈，经络气血受阻，内生瘀血，日久而成"干血"。

2. 血痹病概念　气血不足，感受外邪，血行凝滞，痹于肌肤所致，以肌肤麻木不仁或轻微疼痛为主症的一类疾病。

3. 血痹病病因病机　营卫气血不足，感受风邪，局部肌肤血行凝滞。

4. 血痹病辨证论治（见表6-1）

表6-1　血痹病辨证论治

证型	原文	主症	病机	治法	方剂
轻证	1	脉微涩，在寸口、关上小紧	营卫气血不足，感受风邪，局部肌肤血行凝滞	针刺引动阳气	无
重证	2	阴阳脉皆微，寸口关上微，尺中小紧，身体局部游走性感觉迟钝或轻微疼痛	营卫气血不足，感受风邪，血行凝滞	益气通阳和营行痹	黄芪桂枝五物汤

5. 虚劳病概念　劳伤所致的五脏气血阴阳虚损的慢性衰弱性疾病的总称。

6. 虚劳病病因病机　由多种病因引起的五脏气血阴阳虚损。原文列举了阴血亏虚、气血不足、脾肾阳虚、阳虚精亏、气血阴阳皆虚等病机。

7. 虚劳病辨证论治(见表6-2)

表6-2　虚劳病辨证论治

证型	原文	主　症	病　机	治　法	方　剂
虚劳失精	8	男子常遗精、滑精,女子常梦交。小腹拘急不舒,外阴常感寒冷,目眩,脱发,脉极虚芤迟或芤动微紧	阴阳两虚心肾不交	调和阴阳潜镇摄纳	桂枝加龙骨牡蛎汤
虚劳里急	13	腹中拘急不舒,心悸,衄,腹中痛,遗精,四肢酸疼,手足烦热,咽干口燥	阴阳两虚偏于阳虚	建立中气调和阴阳	小建中汤

证型	原文	主症	病机	治法	方剂
虚劳里急	14	易感外邪,气虚乏力。腹中拘急不舒,心悸、衄,腹中痛,遗精,四肢酸疼,手足烦热,咽干口燥	阴阳气血虚偏于气虚	益气建中	黄芪建中汤
虚劳腰痛	15	腰痛,少腹拘急,小便不利	肾气不足失于温化	温化肾气	八味肾气丸
虚劳风气百疾	16	极易感邪,一派虚象	气血阴阳虚感受外邪	扶正祛邪调补脾胃	薯蓣丸
虚劳不寐	17	烦躁失眠,五心烦热,舌红少苔,脉细数	肝阴不足虚热内生上扰神明	养血清热安神除烦	酸枣仁汤
虚劳干血	18	四肢瘦削,腹满,纳差,肌肤甲错,两目黯黑	久虚致瘀瘀血内停新血不生	缓中补虚	大黄䗪虫丸

【释难解惑】

1. 小建中汤为什么能治阴阳两虚的虚劳病?

阴阳本相互维系,虚劳病日久,阴损及阳、阳损及阴均造成阴阳两虚，阴虚生热，阳虚生寒，故可见里急、悸、衄、腹中痛、梦失精、四肢酸疼、手足烦热、咽干口燥等寒热错杂证。正如《金匮要略心典》所言："欲求阴阳之和者，必于中气，求中气之立者，必以建中也。"脾为后天之本，气血生化之源，若脾胃健运，气血生化有源，则寒热错杂之证渐平，阴阳恢复平衡。《灵枢》言："阴阳俱不足，补阳则阴竭，泻阴则阳脱，如是者可将以甘药"，小建中汤正是依此立法处方。小建中汤由桂枝汤倍芍药加饴糖组成，功能建立中气，甘温与酸甘合用，甘温助阳，酸甘化阴，故又能调和阴阳。

2. 何谓"缓中补虚"？ 试结合原文说明之。

"缓中补虚"即缓消瘀血，瘀血去，新血生，消导中寓有补虚之意，是虚劳干血的治法。原文："五劳虚极羸瘦，腹满不能饮食，食伤、忧伤、饮伤、房室伤、饥伤、劳伤、经络营卫气伤，内有干血，肌肤甲错，两目黯黑。缓中补虚，大黄䗪虫丸主之。"虚劳日久不愈，营卫气血运行受损，瘀血内停，日久而成"干血"。瘀血不去则新血不生，肌肤失养，故症见"肌肤甲错，两目黯黑"。此证由虚致瘀，治当攻补兼施，方用大黄䗪虫丸祛瘀生新，峻药丸服，扶正而不留瘀，祛瘀而不伤正，即"缓中补虚"之意。

肺痿肺痈咳嗽上气病脉证治第七

【重点条文】

[原文 5] 肺痿吐涎沫而不咳者,其人不渴,必遗尿,小便数,所以然者,以上虚不能制下故也。此为肺中冷,必眩,多涎唾,甘草干姜汤以温之。若服汤已渴者,属消渴。

甘草干姜汤方:

甘草四两(炙)　干姜二两(炮)

上㕮咀,以水三升,煮取一升五合,去滓,分温再服。

[原文 6] 咳而上气,喉中水鸡声,射干麻黄汤主之。

射干麻黄汤方:

射干十三枚一法三两　麻黄四两　生姜四两　细辛紫菀　款冬花各三两　五味子半升　大枣七枚　半夏(大者,洗)八枚一法半升

上九味,以水一斗二升,先煮麻黄两沸,去上沫,内

诸药,煮取三升,分温三服。

[原文7]咳逆上气,时时吐唾浊,但坐不得眠,皂荚丸主之。

皂荚丸方:

皂荚八两(刮去皮,用酥炙)

上一味,末之,蜜丸梧子大,以枣膏和汤服三丸,日三夜一服。

[原文8]咳而脉浮者,厚朴麻黄汤主之。

厚朴麻黄汤方:

厚朴五两　麻黄四两　石膏如鸡子大　杏仁半升半夏半升　干姜二两　细辛二两　小麦一升　五味子半升

上九味,以水一斗二升,先煮小麦熟,去滓,内诸药,煮取三升,温服一升,日三服。

[原文9]脉沉者,泽漆汤主之。

泽漆汤方:

半夏半升　紫参五两一作紫菀　泽漆三斤(以东流水五斗,煮取一斗五升)　生姜五两　白前五两　甘草黄芩　人参　桂枝各三两

上九味,咬咀,内泽漆汁中,煮取五升,温服五合,至夜尽。

[原文10]大逆上气,咽喉不利,止逆下气者,麦门

冬汤主之。

麦门冬汤方：

麦门冬七升　半夏一升　人参二两　甘草二两
粳米三合　大枣十二枚

上六味，以水一斗二升，煮取六升，温服一升，日三
夜一服。

[原文 11] 肺痈，喘不得卧，葶苈大枣泻肺汤主之。

葶苈大枣泻肺汤方：

葶苈（熬令黄色，捣丸如弹丸大）　大枣十二枚

上先以水三升，煮枣取二升，去枣，内葶苈，煮取一
升，顿服。

[原文 12] 咳而胸满，振寒脉数，咽干不渴，时出浊
唾腥臭，久久吐脓如米粥者，为肺痈，桔梗汤主之。

桔梗汤方：亦治血痹。

桔梗一两　甘草二两

上二味，以水三升，煮取一升，分温再服，则吐脓
血也。

[原文 13] 咳而上气，此为肺胀，其人喘，目如脱状，
脉浮大者，越婢加半夏汤主之。

越婢加半夏汤方：

麻黄六两　石膏半斤　生姜三两　大枣十五枚
甘草二两　半夏半升

上六味,以水六升,先煎麻黄,去上沫,内诸药,煮取三升,分温三服。

[原文14] 肺胀,咳而上气,烦躁而喘,脉浮者,心下有水,小青龙加石膏汤主之。

小青龙加石膏汤方:

麻黄　芍药　桂枝　细辛　甘草　干姜各三两
五味子　半夏各半升　石膏二两

上九味,以水一斗,先煮麻黄去上沫,内诸药,煮取三升。强人服一升,羸者减之,日三服,小儿服四合。

【重点考点】

1. 词解

(1) 快药:指作用峻猛的一类攻下药。

(2) 浊唾涎沫:浊唾指黏稠之痰,涎沫指清稀之痰。

(3) 口中辟辟燥:形容口中干燥状。

(4) 喉中水鸡声:水鸡即田鸡,俗称蛙。水鸡声,形容喉间痰鸣,如水鸡的叫声,连连不断。

(5) 肩息:指气喘而抬肩呼吸,是呼吸极度困难的表现。又称"摇肩""息高"等。

(6) 浊唾腥臭:指肺痈肉腐脓溃,吐出脓血痰,气味腥臭。

(7) 目如脱状:因肺胀喘重而两目胀突的症状,或指患者自觉目睛即将脱出的满胀感。

(8) 大逆上气：《金匮要略论注》校为"火逆上气"。指胃中虚火上逆，熏灼肺金，肺失清肃所致咳嗽气喘，是对病机和主症的概括。

(9) 肺胀：有两种含义。一指病名，是以咳嗽气喘、胸膈满闷为主症的咳嗽上气病；二指病机，概括为肺气胀满，为素有饮邪，又外邪束表，内外合邪，邪实气闭所致。

2. 肺痿概念　久咳所致肺气痿弱不振，以咳吐浊唾涎沫为主症的一类疾病。

3. 肺痿病因病机　因过汗、过吐，或消渴患者小便频数，或便难者用峻下药后下利不止，致使重亡津液，虚热熏灼上焦而肺气痿弱不振。

4. 肺痿辨证论治(见表7-1)

表7-1　肺痿辨证论治

证型	原文	主症	病机	治法	方剂
虚热肺痿	10	咳，喘，呕，咽喉不利	津液耗伤肺胃阴虚虚火上炎肺失宣降	清养肺胃止逆下气	麦门冬汤
虚寒肺痿	5	痰多而不咳，不渴，遗尿或小便数，头眩	肺气痿弱失于治节	温肺复气	甘草干姜汤

5. 肺痈概念 因感受风热毒邪所致肺生痈脓的病变。以咳嗽、胸痛、振寒脉数、咳吐脓血、气味腥臭为临床特征。

6. 肺痈病因病机 感受风热毒邪,蕴结肺中,蓄生痈脓。

7. 肺痈辨证论治(见表 7 - 2)

表 7 - 2 肺痈辨证论治

证型	原文	主症	病机	治法	方剂
邪实壅滞	11	喘不得卧,无表证	肺痈早期风热毒邪或痰饮等实邪壅滞肺气壅滞	开肺逐邪行水祛饮	葶苈大枣泻肺汤
	15	胸满胀,一身面目浮肿,鼻塞清涕出,不闻香臭酸辛,咳逆上气,喘鸣迫塞		解表邪化里饮	小青龙汤、葶苈大枣泻肺汤
血腐脓溃	12	咳而胸满,振寒脉数,咽干不渴,时出浊唾腥臭或吐脓如米粥	热毒壅肺正邪交争热聚肺溃肉腐成脓	排脓解毒	桔梗汤

8. 咳嗽上气概念 一指主症,为咳嗽、喉中痰鸣,甚则不能平卧;二指病机,为肺气上逆。

9. 咳嗽上气病因病机　虚证为肾气衰竭,不能摄纳,甚则脾肾两败,阴阳离决;实证为内饮外邪,邪实气闭,痰饮阻肺,肺气胀满。

10. 咳嗽上气辨证论治(见表7-3)

表7-3　咳嗽上气辨证论治

证型	原文	主症	病机	治法	方剂
寒饮郁肺	6	咳而上气,喉中水鸡声	寒饮郁肺痰气相击肺失肃降	散寒宣肺降逆化痰	射干麻黄汤
痰浊壅肺	7	咳逆上气,时时吐浊唾,但坐不得眠	痰浊壅盛肺失清肃痰壅气闭	清涤痰浊	皂荚丸
饮热迫肺	13	咳而上气,其人喘,目如脱状	饮热郁肺热重于饮肺气胀满	宣肺泄热降逆平喘	越婢加半夏汤
寒饮夹热	8	咳嗽,脉浮	寒饮夹热上迫于肺邪盛于上近于表	散饮降逆止咳平喘	厚朴麻黄汤
	9	咳嗽,脉沉	脾虚不运饮停胸肺肺失治节宣降不利病位偏里	逐水通阳止咳平喘	泽漆汤

证型	原文	主 症	病 机	治法	方剂
寒饮夹热	14	咳而上气,烦躁而喘,脉浮	外有寒邪心下有饮郁而化热饮重于热肺气胀满	解表化饮清热除烦	小青龙加石膏汤

【释难解惑】

1. 小青龙加石膏汤证、越婢加半夏汤证、射干麻黄汤证在病因病机、症状表现及证治方面有何异同?(见表7-4)

表7-4 小青龙加石膏汤证、越婢加半夏汤证、射干麻黄汤证病因病机、症状表现及证治的异同

	方剂 要点	小青龙加石膏汤	越婢加半夏汤	射干麻黄汤
同	病因病机	内有饮邪,复感外邪,内外合邪,肺失宣降		
	症状	咳而上气,即咳逆喘促		
异	病因病机	外感风寒饮郁化热	外感风热内结饮邪	寒饮郁肺

要点＼方剂		小青龙加石膏汤	越婢加半夏汤	射干麻黄汤
异	证候	饮重于热,咳喘并重之肺胀:发热、恶寒,无汗,头疼身痛,咳喘,烦躁	热重于饮,喘重于咳之肺胀:发热恶重,恶寒轻,咳喘重,目如脱状,口渴汗出,脉浮而大	寒饮郁肺,痰气相击:恶寒无汗,咳喘气迫,喉中痰鸣,脉浮紧
	治则	解表化饮清热除烦	宣肺泄热降逆平喘	散寒宣肺降逆化痰

2. 试结合麦门冬汤的配伍特点说明其适应证?

麦门冬汤用麦冬、人参、半夏、粳米、甘草、大枣组成,麦门冬与半夏之用量比例为 7:1。本方重用麦冬,以养阴润肺清热为主,且可去半夏燥性伤阴之弊,而存其化痰降逆之功;半夏下气化痰,虽辛燥但用量极轻;方中又有人参、甘草、大枣、粳米大队补中益气之品,以助化源,使津液得生。此即张仲景在药物配伍中"去性取用"之妙。故适用于肺胃阴虚气损,虚火上炎之肺痿、咳嗽上气之证。

3. 仲景论治咳嗽上气病,麻黄与石膏同用的方剂有几首?试说明其配伍作用及临床适应证。(见表7-5)

表7-5　越婢加半夏汤、厚朴麻黄汤、小青龙加石膏汤中麻黄与石膏配伍作用特点及临床适应证

要点\方剂	越婢加半夏汤	厚朴麻黄汤	小青龙加石膏汤
配伍作用	宣泄肺热降逆平喘	宣肺解表清郁热	石膏量较小,以宣肺化饮为主,兼清郁热
适应证	外感风热与内饮相合之饮热迫肺证	外寒内饮,郁热较重,上迫于肺且近于表之证	外寒内饮,兼有郁热证

奔豚气病脉证治第八

【重点条文】

[原文1] 师曰：病有奔豚，有吐脓，有惊怖，有火邪，此四部病，皆从惊发得之。

师曰：奔豚病，从少腹起，上冲咽喉，发作欲死，复还止，皆从惊恐得之。

[原文2] 奔豚气上冲胸，腹痛，往来寒热，奔豚汤主之。

奔豚汤方：

甘草　川芎　当归各二两　半夏四两　黄芩二两
生葛五两　芍药二两　生姜四两　甘李根白皮一升

上九味，以水二斗，煮取五升，温服一升，日三夜一服。

[原文3] 发汗后，烧针令其汗，针处被寒，核起而赤者，必发奔豚，气从小腹上至心，灸其核上各一壮，与桂

枝加桂汤主之。

桂枝加桂汤方：

桂枝五两　芍药三两　甘草二两（炙）　生姜三两
大枣十二枚

上五味，以水七升，微火煮取三升，去滓，温服一升。

[原文4] 发汗后，脐下悸者，欲作奔豚，茯苓桂枝甘
草大枣汤主之。

茯苓桂枝甘草大枣汤方：

茯苓半斤　甘草二两（炙）　大枣十五枚　桂枝
四两

上四味，以甘澜水一斗，先煮茯苓，减二升，内诸药，
煮取三升，去滓，温服一升，日三服。甘澜水法：取水二斗，
置大盆内，以杓扬之，水上有珠子五六千颗相逐，取用之。

【重点考点】

1. 词解

（1）惊怖：指惊悸善恐一类的疾病；或指不良情志
因素所致的精神症状。

（2）火邪：泛指烧针、艾灸、火熏、熨等方法所引起
的病变。

（3）甘澜水：又名劳水，千里水。即将水反复扬洒
后取用，其质清而味甘平，有补脾益肾之功。

2. 奔豚气病概念　一种自觉气从少腹上冲胸咽的

发作性疾病。其气攻冲,如豚之奔状,发作后即如常人,故名。

3.奔豚气病因病机 主要有两种:① 惊恐、恼怒等多种情志刺激,惊恐伤肾,肾气内动,或恼怒抑郁伤肝,肝郁化热,循冲脉上逆。② 误汗伤阳,致下焦寒气或寒饮循冲脉上逆。

4.奔豚气病辨证论治(见表8-1)

表8-1 奔豚气病辨证论治

证型	原文	主症	病机	治法	方剂
肝郁化热	2	奔豚气上冲胸,腹痛,往来寒热	恼怒抑郁,肝郁血滞化热,气逆上冲,少阳之气不和	清热降逆调肝和血	奔豚汤
阳虚寒逆	3	发汗后,烧针令其汗,针处被寒,核起而赤,气从少腹上至心	过汗伤阳复感外寒,外寒引动内寒,阴寒之气引动冲气上攻	调和阴阳平冲降逆	桂枝加桂汤
阳虚饮动	4	发汗后,脐下悸	下焦素有水饮,汗后阳虚不能制水,水饮欲向上冲逆	培土制水通阳降逆	苓桂甘枣汤

【释难解惑】

1. "发汗后"为什么会引起奔豚气病?

汗为心之液,误汗、过汗可使心阳损伤。上焦阳虚,阳不制阴,则下焦阴寒之气乘虚上冲心胸,则"必发奔豚";若下焦素停水饮于脐下悸动,则"欲作奔豚"。故在论桂枝加桂汤与苓桂甘枣汤证时,原文之首冠以"发汗后",意在揭示此二证均以心阳不足为主要病机。从"发汗后"引申而言,导致心阳虚引发奔豚气可有多种因素,并非局限于汗后。

2. 对奔豚气病"皆从惊恐得之"应如何理解?

"皆从惊恐得之"是言奔豚气病的发病原因,主要指惊恐等过度情志刺激,此"惊恐"泛指七情过度等精神因素。因情志刺激致肝郁化火,气循冲脉上逆,发为奔豚;或平素心肾阳虚,大惊卒恐,更伤心肾,阳不制阴,则下焦阴寒之邪随冲气上逆,均可引发奔豚气病。除情志因素外,还有其他原因,如误汗伤阳、素有水饮等,而非均因惊恐所致。原文"皆从惊恐得之"意在强调,在杂病范围内,情志刺激是该病之主要内因。

3. 试述奔豚汤证的病因病机、主症、治法与方药。

奔豚汤证是因惊恐恼怒、情志不遂,肝气郁结化热,气逆上冲所致。冲脉起于胞中,循腹上行,至胸中而散,会于咽喉。肝郁化热,气循冲脉上逆,故气上冲胸;肝郁则气滞,气滞则血行不畅,故腹痛;又肝胆互为表里,肝郁化热则少阳之气不和,故往来寒热。往来寒热是奔豚气发于肝的特征,并非奔豚气病必具之症。治宜清热降逆,调肝和血,方用奔豚汤。方中甘李根白皮清肝泄热,平冲降逆,专治奔豚气病;黄芩、葛根清热;芍药、甘草酸甘化阴,柔肝缓急止痛;当归、川芎调肝和血;半夏、生姜和胃降逆。

胸痹心痛短气病脉证治第九

【重点条文】

[原文1] 师曰：夫脉当取太过不及，阳微阴弦，即胸痹而痛，所以然者，责其极虚也。今阳虚知在上焦，所以胸痹、心痛者，以其阴弦故也。

[原文3] 胸痹之病，喘息咳唾，胸背痛，短气，寸口脉沉而迟，关上小紧数，栝蒌薤白白酒汤主之。

栝蒌薤白白酒汤方：

栝蒌实一枚（捣）　薤白半升　白酒七升

上三味，同煮，取二升，分温再服。

[原文4] 胸痹，不得卧，心痛彻背者，栝蒌薤白半夏汤主之。

栝蒌薤白半夏汤方：

栝蒌实一枚（捣）　薤白三两　半夏半升　白酒一斗

上四味，同煮，取四升，温服一升，日三服。

[原文5] 胸痹心中痞，留气结在胸，胸满，胁下逆抢心，枳实薤白桂枝汤主之；人参汤亦主之。

枳实薤白桂枝汤方：

枳实四枚　厚朴四两　薤白半斤　桂枝一两　栝蒌实一枚（捣）

上五味，以水五升，先煮枳实、厚朴，取二升，去滓，内诸药，煮数沸，分温三服。

人参汤方：

人参　甘草　干姜　白术各三两

上四味，以水八升，煮取三升，温服一升，日三服。

[原文6] 胸痹，胸中气塞，短气，茯苓杏仁甘草汤主之；橘枳姜汤亦主之。

茯苓杏仁甘草汤方：

茯苓三两　杏仁五十个　甘草一两

上三味，以水一斗，煮取五升，温服一升，日三服。不差，更服。

橘枳姜汤方：

橘皮一斤　枳实三两　生姜半斤

上三味，以水五升，煮取二升，分温再服。《肘后》《千金》云："治胸痹，胸中愊愊如满，噎塞，习习如痒，喉中涩，唾燥沫。"

[原文7] 胸痹缓急者，薏苡附子散主之。

薏苡附子散方：

薏苡仁十五两　大附子十枚(炮)

上二味,杵为散,服方寸匕,日三服。

[原文8] 心中痞,诸逆,心悬痛,桂枝生姜枳实汤主之。

桂枝生姜枳实汤方：

桂枝　生姜各三两　枳实五枚

上三味,以水六升,煮取三升,分温三服。

[原文9] 心痛彻背,背痛彻心,乌头赤石脂丸主之。

乌头赤石脂丸方：

蜀椒一两—法二分　乌头一分(炮)　附子半两(炮)—法一分　干姜一两—法一分　赤石脂一两—法二分

上五味,末之,蜜丸如梧子大,先食服一丸,日三服。不知,稍加服。

【重点考点】

1. 词解

(1) 阳微阴弦：关前为阳,关后为阴。阳微,指寸脉微；阴弦,指尺脉弦。

(2) 太过：脉象盛于正常,主邪气盛。

(3) 不及：脉象弱于正常,主正气虚。

(4) 平人：外形无病或自觉无病者,并非指正常健康者。

（5）心中痞：指胃脘部痞塞不通。

（6）胁下逆抢（qiāng 腔）心：抢，冲撞。形容胁下气逆，上冲心胸的感觉。

（7）诸逆：泛指阴寒、痰饮之邪向上冲逆。

（8）心悬痛：心窝部向上牵引疼痛。

2. 胸痹心痛病因病机 上焦阳虚，阴寒内盛，阴乘阳位，痹阻胸阳。阳虚与阴邪两者缺一不可。

3. 胸痹心痛基本治法 治疗应扶正祛邪，以"急则治其标，缓则治其本"为原则。其发病时，重在从急治标，以祛阴邪之盛，取宣痹通阳、豁痰利气之法；当病未发作或病症轻微时，重在从缓治本，以扶阳气之虚，用甘温益气之法。

4. 胸痹辨证论治（见表 9-1）

表 9-1　胸痹辨证论治

证型	原文	主　症	病机	治法	方剂
主症	3	咳喘气逆，咯吐痰涎，胸背疼痛，胸闷气短，寸口脉沉而迟，关上小紧数	上焦阳虚阴寒内盛阴乘阳位痹阻胸阳	宣痹通阳豁痰利气	栝蒌薤白白酒汤

证型	原文	主　症	病　机	治　法	方　剂
重证	4	胸中窒塞喘息不得平卧，心痛彻背	痰浊壅盛	宣痹通阳降逆逐饮	栝蒌薤白半夏汤
轻证	6	胸中窒塞，憋闷短气及咯吐痰涎，小便不利	饮阻气滞偏饮盛	宣肺利气化饮	茯苓杏仁甘草汤
		胸中窒塞，短气及胸脘痞满，呕吐	饮阻气滞偏气滞	温胃行气散结	橘枳姜汤
虚实异治	5	胸痹主症，兼见心中痞，胸满，胁下逆抢心及腹胀，大便不畅，苔厚腻，脉弦紧	阴寒内盛气滞不通	宣痹通阳泄满降逆	枳实薤白桂枝汤
		胸痹主症，兼见心中痞，胸满，胁下逆抢心及倦怠少气，甚至肢厥冷汗出，舌淡脉弱迟	阳气虚馁阴霾不散蕴结心胸	补中助阳扶正固本	人参汤

证型	原文	主　症	病机	治法	方剂
急症	7	突发胸痛剧烈，喘息咳唾，短气，肢冷汗出	阴寒壅盛胸阳痹阻	温经通阳缓急止痛力厚效速	薏苡附子散

5. 栝蒌薤白三方异同点　栝蒌薤白三方即栝蒌薤白白酒汤、栝蒌薤白半夏汤、枳实薤白桂枝汤,其异同见上表。

6. 心痛辨证论治（表9-2)

表9-2　心痛辨证论治

证型	原文	主　症	病机	治法	方剂
轻证	8	心中痞，咳逆，呕逆，心悬痛	心下寒饮向上冲逆	通阳散寒消痞降逆	桂枝生姜枳实汤
重证	9	心痛彻背，背痛彻心，疼痛剧烈，肢冷汗出	阴寒痼结阳气不通	峻逐寒邪温阳止痛	乌头赤石脂丸

【释难解惑】

1. 为什么"胸痹,胸中气塞,短气"既能用茯苓杏仁甘草汤治疗,又能用橘枳姜汤治疗?

以"胸中气塞,短气"为主症的胸痹轻证,其病机为饮阻气滞。茯苓杏仁甘草汤以茯苓利水除饮,杏仁利气,甘草调中健脾,全方具有利气化饮之效。橘枳姜汤中橘皮理气和胃,枳实泄满散结,生姜温胃化饮,全方具有温胃理气化饮作用。可见,二方均有理气除饮的功效,恰合胸痹轻证之病机。但二方侧重点不同,茯苓杏仁甘草汤宣肺利气化饮,橘枳姜汤温胃散结化饮。前者宜治饮邪偏盛者,后者宜治气滞偏重者,体现了"同病异治"原则。

2. 如何区别枳实薤白桂枝汤证与桂枝生姜枳实汤证? (见表 9-3)

表9-3　枳实薤白桂枝汤证与桂枝生姜枳实汤证异同

要点\方剂		枳实薤白桂枝汤	桂枝生姜枳实汤
同	症状	心中痞,气逆	
	用药	均用桂枝、枳实以通阳下气降逆	
异	辨病	胸痹	心痛
	病位	由胸膺部向下扩展到胃及两胁,胸胃同病	寒饮气逆所致,未影响胸膈气机,未涉及胁下,只牵引心窝部作痛,未形成胸胃同病

要点	方剂	枳实薤白桂枝汤	桂枝生姜枳实汤
异	主症	喘息咳唾,胸背痛,短气,心中痞,胸满,胁下逆抢心	心中痞,咳逆,呕逆,心悬痛
	治法	宣痹通阳,泄满降逆	通阳散寒,消痞降逆
	方义	栝蒌、薤白宣痹通阳,豁痰利气;去白酒以避其辛温升散,以防加重气逆;加桂枝辛温通阳,平冲降逆;枳实、厚朴理气散结,行气泄满	桂枝通阳散寒,平冲降逆;生姜温胃降逆,化饮止呕;枳实行气泄满

3. 张仲景治疗胸痹病,药物煎煮法为什么有酒煎、水煎之分?

凡具有喘息咳唾、胸背痛、短气等胸痹典型证候者,一般用白酒煎煮。如治疗胸痹病主方栝蒌薤白白酒汤与胸痹病痰饮壅盛较重证主治方栝蒌薤白半夏汤,均以白酒煎煮。而以胸满、心中痞闷、胁下逆抢心为主症的胸痹病,则取水煎法。如治疗胸痹病轻证的茯苓杏仁甘草汤、橘枳姜汤与治疗气机郁滞的枳实薤白桂枝汤、人参汤皆不用白酒,而用水煮。此因白酒辛散,长于辛温通阳、宣痹止痛,引药上行,故适用于阴邪痹阻胸阳,以疼痛为主者;而气机壅阻,以痞满气逆为特征的胸痹病,应以泄满降逆为治,白酒轻扬上行,故不相宜,故以水煮为其常法。

腹满寒疝宿食病脉证治第十

【重点条文】

[原文2] 病者腹满，按之不痛为虚，痛者为实，可下之。舌黄未下者，下之黄自去。

[原文3] 腹满时减，复如故，此为寒，当与温药。

[原文9] 病腹满，发热十日，脉浮而数，饮食如故，厚朴七物汤主之。

厚朴七物汤方：

厚朴半斤　甘草　大黄各三两　大枣十枚　枳实五枚　桂枝二两　生姜五两

上七味，以水一斗，煮取四升，温服八合，日三服。呕者加半夏五合，下利去大黄，寒多者加生姜至半斤。

[原文10] 腹中寒气，雷鸣切痛，胸胁逆满，呕吐，附子粳米汤主之。

附子粳米汤方：

附子一枚（炮）　半夏半升　甘草一两　大枣十枚
粳米半斤

上五味，以水八升，煮米熟汤成，去滓，温服一升，日
三服。

[原文 11] 痛而闭者，厚朴三物汤主之。

厚朴三物汤方：

厚朴八两　大黄四两　枳实五枚

上三味，以水一斗二升，先煮二味，取五升，内大黄，
煮取三升，温服一升。以利为度。

[原文 12] 按之心下满痛者，此为实也，当下之，宜
大柴胡汤。

大柴胡汤方：

柴胡半斤　黄芩三两　芍药三两　半夏半升（洗）
枳实四枚（炙）　大黄二两　大枣十二枚　生姜五两

上八味，以水一斗二升，煮取六升，去滓，再煎，温服
一升，日三服。

[原文 13] 腹满不减，减不足言，当须下之，宜大承气汤。

[原文 14] 心胸中大寒痛，呕不能饮食，腹中寒，上冲
皮起，出见有头足，上下痛而不可触近，大建中汤主之。

大建中汤方：

蜀椒二合（去汗）　干姜四两　人参二两

上三味,以水四升,煮取二升,去滓,内胶饴一升,微火煎取一升半,分温再服,如一炊顷,可饮粥二升,后更服,当一日食糜,温覆之。

[原文 15] 胁下偏痛,发热,其脉紧弦,此寒也,以温药下之,宜大黄附子汤。

大黄附子汤方:

大黄三两　附子三枚(炮)　细辛二两

上三味,以水五升,煮取二升,分温三服。若强人,煮取二升半,分温三服。服后如人行四五里,进一服。

[原文 16] 寒气厥逆,赤丸主之。

赤丸方:

茯苓四两　乌头二两(炮)　半夏四两(洗)一方用桂
细辛一两《千金》作人参

上四味,末之,内真朱为色,炼蜜丸,如麻子大,先食酒饮下三丸,日再夜一服;不知,稍增之,以知为度。

[原文 17] 腹痛,脉弦而紧,弦则卫气不行,即恶寒,紧则不欲食,邪正相搏,即为寒疝。绕脐痛,若发则白汗出,手足厥冷,其脉沉紧者,大乌头煎主之。

乌头煎方:

乌头(大者)五枚(熬,去皮,不咬咀)
上以水三升,煮取一升,去滓,内蜜二升,煎令水气尽,取二升,强人服七合,弱人服五合。不差,明日更服,不可一日再服。

[原文18] 寒疝腹中痛,及胁痛里急者,当归生姜羊肉汤主之。

当归生姜羊肉汤方:

当归三两　生姜五两　羊肉一斤

上三味,以水八升,煮取三升,温服七合,日三服。若寒多者,加生姜成一斤;痛多而呕者,加橘皮二两,白术一两。加生姜者,亦加水五升,煮取三升二合,服之。

[原文19] 寒疝腹中痛,逆冷,手足不仁,若身疼痛,灸刺诸药不能治,乌头桂枝汤主之。

乌头桂枝汤方:

乌头

上一味,以蜜二斤,煎减半,去滓。以桂枝汤五合解之,得一升后,初服二合;不知,即服三合,又不知,复加至五合。其知者,如醉状,得吐者,为中病。

桂枝汤方:

桂枝三两(去皮)　芍药三两　甘草二两(炙)　生姜三两　大枣十二枚

上五味,锉,以水七升,微火煮取三升,去滓。

【重点考点】

1. 词解

（1）谷气不行：指大便不通。

（2）雷鸣切痛：雷鸣，形容肠鸣较重的声音；切痛，形容腹痛剧烈如刀割。

（3）痛而闭：指腹部疼痛兼大便不通，且不排气。

（4）上冲皮起，出见有头足：形容腹中寒气攻冲，腹皮突起如头足样且上下冲动的块状物。

（5）如一炊顷：大约烧一餐饭的时间。

（6）厥逆：有两种含义，既指病机，即阳虚寒气夹水饮上逆；又言症状，指四肢逆冷。

（7）白汗：指因剧痛而出的冷汗。

（8）腹满不减，减不足言：实热证腹满病系积胀俱重，其腹满无减轻之时。"减不足言"与虚寒腹满之"腹满时减"形成鲜明对比，突出辨证要点。

（9）真朱：指朱砂。

（10）食糜：指吃粥。

（11）两胠(qū 区)：胸胁两旁当臂之处。

2. 腹满概念 腹满有狭义、广义之别。狭义是指出现在多种疾病过程中的腹中胀满的症状；广义是指以腹部胀满为主症，兼腹痛、便闭或呕吐等症的一类疾病。

3. 寒疝概念 寒疝,《说文解字》云:"疝,腹痛也。"寒疝与后世所说的疝气不同,是一种内外寒邪俱盛,寒邪与阳气搏结,以发作性绕脐痛、肢冷汗出、脉沉紧为典型症状的疾病。

4. 宿食概念 宿食包括伤食和食积,为脾胃功能失常,食物经宿不消,停积于胃肠所致的疾病。

5. 腹满病虚寒证与实热证的鉴别(见表 10-1)

表 10-1　腹满病虚寒证与实热证的鉴别

<table>
<tr><td colspan="2">　　　　　　　证型
鉴别要点</td><td>虚　寒　证</td><td>实　热　证</td></tr>
<tr><td colspan="2">病　因</td><td>脾胃虚寒,气滞不运</td><td>宿食停滞于胃,燥屎积于肠道</td></tr>
<tr><td colspan="2">病　机</td><td>无形之气,时聚时散</td><td>有形之邪,结而不行</td></tr>
<tr><td rowspan="4">临床表现</td><td>问诊</td><td>腹满时减,复如故</td><td>腹满不减,减不足言</td></tr>
<tr><td>腹诊</td><td>按之不痛(喜按、按之痛减)</td><td>按之痛剧(拒按)</td></tr>
<tr><td>舌诊</td><td>舌淡,苔白滑</td><td>舌黄燥,甚则焦黑起刺</td></tr>
<tr><td>补充</td><td>畏寒肢冷,下利清谷,口吐清水,脉沉细,甚则沉迟</td><td>潮热,手足濈然汗出,脉沉实有力</td></tr>
<tr><td colspan="2">治　法</td><td>当与温药(温补法)</td><td>当须下之(寒下法)</td></tr>
<tr><td colspan="2">代表方</td><td>理中汤</td><td>承气汤</td></tr>
</table>

6. 腹满病辨证论治(见表 10 - 2)

表 10 - 2　腹满病辨证论治

证型	原文	主　症	病机	病位	治法	方剂
里实兼表	9	腹满,发热,脉浮数	阳明腑实表邪未解	肠	表里双解	厚朴七物汤
里实胀重于积	11	腹部胀满疼痛,大便不通	实热内积胀重于积	胃肠	行气除满	厚朴三物汤
里实兼少阳	12	心下满痛,兼寒热往来,胸胁苦满	里实兼少阳不和	胃胆	和表攻里	大柴胡汤
里实积胀俱重	13	腹满不减,减不足言,腹痛拒按,潮热谵语	肠道燥热积胀俱重	肠	攻下积滞	大承气汤
寒饮逆满	10	肠鸣频繁且响如雷鸣,腹痛剧烈如刀切	脾胃虚寒饮逆于肠	肠	散寒止痛化饮降逆	附子粳米汤
寒饮腹痛	16	腹中寒冷、满痛,肢厥,呕吐,心下悸动,舌淡红,多齿痕,苔白滑,脉沉细而迟	阳虚阴盛寒饮上逆	肠	散寒止痛化饮降逆	赤丸

证型	原文	主　症	病机	病位	治法	方剂
脾虚寒盛	14	心胸脘腹游走性冷痛,痛剧而不可触近,腹中气冲皮起,出现游走性包块,呕而不能食	脾胃阳虚中焦寒甚	心胸脘腹脏腑经络	大建中气温阳助运	大建中汤
寒积积滞	15	胁腹部偏于一侧疼痛,脉紧弦,可伴发热	寒实内结	胁腹	温通大便泻内结寒实	大黄附子汤

7. 腹满里实四方证的异同

腹满里实四方为厚朴七物汤、厚朴三物汤、大柴胡汤、大承气汤,其方证鉴别见表 10-2。

8. 大建中汤证属虚寒证候的特点

腹满病的辨证一般以"按之不痛为虚,痛者为实"为凭,而大建中汤所见"上下痛而不可触近",有似于实证,然本证实属严重的虚寒证。因大建中汤证为脾胃阳虚、中焦寒甚所致,寒气充斥上下内外、脏腑经络,不按已痛,若按则更有碍于脏腑经络之气之运行,故拒按不可触近。"上下痛而不可触近",虽貌似实证,但疼痛游走而无定处,腹满时增时减,遇寒加重,得温则减,这与实证之满痛、固定不移、无减轻感是截然不同的,故为虚寒证。

9. 腹满、寒疝、宿食三病合篇的意义

一是病位均在胃肠,病变范围以腹部为主,但涉及胸胁与心下。二是症状上都有腹部胀满和疼痛的表现,腹满病以胀满为主症,可兼有腹痛;寒疝病以腹痛为主症,可兼有胀满;宿食病则满痛并见。三是某些方剂可以互用,如治疗实热性腹满病的大承气汤可用于治疗宿食在下证。故合为一篇讨论,有利于掌握其辨证施治的规律。

10. 寒疝病辨证论治(见表 10 - 3)

表 10 - 3 寒疝病辨证论治

证型	原文	主症	病机	治法	方剂
阴寒痼结	17	脐周痛,肢冷汗出、恶寒,不欲食,脉沉弦,唇青面白,舌淡苔白	阳衰于里阴寒内结	破积散寒止痛	大乌头煎
血虚内寒	18	腹痛引及胁肋,喜温喜按	肝脉失于温煦濡养	养血散寒	当归生姜羊肉汤

证型	原文	主　症	病　机	治　法	方　剂
寒疝兼表	19	腹中疼痛,手足逆冷而麻痹不仁,身疼痛	内外俱寒阳衰失展	双解表里寒邪	乌头桂枝汤

11. 宿食病治法

仲景根据机体的抗病趋势,遵循因势利导的原则,提出宿食病的治法。宿食在上者,泛泛欲吐,可用吐法;宿食在下者,腹满胀痛,大便不通者,可用下法;后世提出的消导法,是对此法的补充和发展。

【释难解惑】

1. 如何理解实热性腹满病"舌黄未下者,下之黄自去"?

此句寓意深刻,可从以下三方面理解:一是"舌黄未下",为应用寒下法的指征,腹满见有舌黄(苔黄厚而燥),属实热积滞在里。"未下",提示正气未虚,耐受攻下,故可用下法,则苔黄自去。二是已经攻下而舌苔仍黄者,若属病重药轻或余邪未尽,则当再下;若"舌黄未下"属其他原因所致,如湿热内蕴,尚未化燥成实或实证转虚,则当审证求因,审因论治,不可妄用寒下法。三是舌苔不黄亦有可用下法者,如痰饮、水气、瘀血等所致的腹满实证,可用攻下法。

2. 大黄附子汤证的"发热"机制是什么？为何种治法？

大黄附子汤证的"发热"既不是外邪所致,也不是阳明实热证。因为外感发热,其脉当浮;阳明发热,其脉滑数。大黄附子汤证的发热是与脉象紧弦同时并见,因脉紧弦主寒主痛,故可知本证之发热,是由寒实内结,营卫失调所致,阳气被郁,郁而发热。这种发热不一定是全身性的,可能只在某一局部出现,也不是寒实内结证的必见症状,其特点是热势不高。故治以温里攻下。

3. 大建中汤与小建中汤、黄芪建中汤为张仲景的何种治法？有何异同？

大建中汤与小建中汤、黄芪建中汤体现了张仲景的建中法。

相同点：三方均用饴糖益脾胃,生气血。

不同点：大建中汤证属脾胃阳虚,阴寒内盛,寒气充斥上下内外,症见自腹部至心胸部位剧烈疼痛,腹部见如头足样块状物起伏,痛势上下走窜,不可触近,近之则痛剧,呕不能饮食,手足逆冷。故治用大建中汤,方中蜀椒、干姜温中散寒;人参、饴糖温补脾胃,共奏温中散寒,建中立气之效。小建中汤证属阴阳两虚,症见腹痛、里急、悸、衄、梦失精、四肢酸痛、手足烦热、咽干口燥。

故治用小建中汤,方中饴糖、甘草、大枣建中缓急,桂枝、生姜助阳,芍药益阴止痛,诸药相合,既能酸甘化阴,又能辛甘化阳,共奏建立中气、调和阴阳之效。黄芪建中汤证属气血阴阳俱虚而偏于气虚,其证在小建中汤证基础上又见少气、身重或不仁、自汗、恶风等症。治宜黄芪建中汤,方用小建中汤调和阴阳,黄芪甘温补气,共奏补气和阴阳之效。

五脏风寒积聚病脉证并治第十一

【重点条文】

[原文 7] 肝着，其人常欲蹈其胸上，先未苦时，但欲饮热，旋覆花汤主之。臣亿等校诸本旋覆花汤方，皆同。

旋覆花汤方：

旋覆花三两　葱十四茎　新绛少许

上三味，以水三升，煮取一升，顿服之。

[原文 12] 邪哭使魂魄不安者，血气少也；血气少者属于心，心气虚者，其人则畏，合目欲眠，梦远行，而精神离散，魂魄妄行。阴气衰者为癫，阳气衰者为狂。

[原文 15] 趺阳脉浮而涩，浮则胃气强，涩则小便数，浮涩相搏，大便则坚，其脾为约，麻子仁丸主之。

麻子仁丸方：

麻子仁二升　芍药半斤　枳实一斤　大黄一斤

厚朴一尺　杏仁一升

上六味,末之,炼蜜和丸梧子大,饮服十丸,日三,以知为度。

[原文16] 肾着之病,其人身体重,腰中冷,如坐水中,形如水状,反不渴,小便自利,饮食如故,病属下焦,身劳汗出,衣-作表。里冷湿,久久得之,腰以下冷痛,腹重如带五千钱,甘姜苓术汤主之。

甘草干姜茯苓白术汤方:

甘草　白术各二两　干姜　茯苓各四两

上四味,以水五升,煮取三升,分温三服,腰中即温。

【重点考点】

1. 词解

(1) 鹜溏:指水粪杂下,状如鸭粪。

(2) 蹋其胸上:"蹋"原为足踏之意,此处可理解为推、揉、捶、按胸部。

(3) 三焦竭部:三焦各部所属脏腑的功能衰退。

(4) 邪哭:指患者精神失常,无故悲伤哭泣,如有邪鬼作祟。

(5) 淋秘:淋指小便淋漓涩痛,秘指小便闭塞不通。

(6) 肠垢:指大便黏滞垢腻。

(7) 真脏脉:又称死脏脉,皆为无根欲脱而无柔缓之脉象,是无胃气的表现,说明脏气已绝。

2. **肝着概念** 肝着是指肝脏受邪而疏泄失职,其经脉气血郁滞,着而不行,以致胸胁痞闷不舒甚或胀痛、刺痛为主症的一类疾病。

3. **脾约概念** 脾约是指因胃强脾弱,脾不能为胃行其津液,津液偏渗膀胱,肠道失于濡润,以大便坚、小便数为主症的一类疾病。

4. **肾着概念** 肾着是指阳气不行,寒湿之邪着于腰部,以腰冷、腰痛、腰重为主症的一类疾病。

5. **谷气概念** 谷气是指水谷之气停积留滞之病。

6. **肝着、脾约和肾着辨证论治** (见表 11 - 1)

表 11 - 1 　肝着、脾约和肾着辨证论治

病证	原文	主 症	病 机	治 法	方 剂
肝着	7	胸胁痞闷不舒,甚或胀痛、刺痛、揉按、捶打可缓解,喜热饮	肝脏受邪气血郁滞着而不行	行气活血通阳散结	旋覆花汤
脾约	15	消谷善饥,小便频,大便干	胃强脾弱(胃热气盛脾阴不足)	泄热润燥缓通大便	麻子仁丸

病证	原文	主　症	病机	治法	方剂
肾着	16	身体沉重,腰腹冷重,不渴,饮食及小便正常	感受寒湿着于腰部阳气痹阻	温中散寒健脾除湿	甘姜苓术汤

7. 积、聚与谷气鉴别(见表11-2)

表11-2　积、聚与谷气鉴别

病证	主　症	病　因	预　后
积	痛有定处,固定不移,病多在血分	瘀血凝结	病位深,难治
聚	痛无定处,推之则移,病多在气分	气机郁滞	病位浅,易治
谷气	按之则疼痛暂缓,但气复结时,疼痛再作	谷气壅塞脾胃	治宜消食理气

8. 肾着治法

肾着的病因病机为寒湿之邪着于腰部,阳气不行。病位虽在躯体下部,但不在肾脏,而在肾之外府腰部,故治疗不必温肾。因脾主肌肉,故运化水湿,故只需健脾除湿,用干姜、甘草温中散寒,行病处而不散周身;茯苓、白术健脾除湿,脾健则寒湿尽去,肾着则愈。正如《金匮要略心典》所言:"然其病不在肾之中脏,而在肾之外府,故其治法,不在温肾以散寒,而在燠土以制水。"

9. "热在三焦"的临床表现

因肺居上焦,热在上焦熏灼于肺,肺失肃降,则气逆而咳,咳久伤肺为肺痿;脾胃居中焦,热在中焦,消灼津液,肠道失润,传化失职,则大便燥结坚硬;肾与膀胱同居下焦,热在下焦,灼伤脉络,血渗膀胱则尿血;邪热壅滞,气化不利,则小便淋漓涩痛,甚或癃闭不通。

【释难解惑】

1. 脾约为何大便坚而小便反数?

第15条原文云:"趺阳脉浮而涩,浮则胃气强,涩则小便数,浮涩相搏,大便则坚,其脾为约。"趺阳脉候脾胃之气,脉浮而涩,浮为举之有余,为阳脉,主胃热气盛;涩为按之滞涩而不流利,为阴脉,主脾之津液不足。"浮涩相搏"揭示脾约证的病机,即由于胃热气盛,脾不能为胃行其津液,津液不循其常道,偏渗膀胱则小便数,肠道失于濡润,则大便坚。

2. 如何理解"阴气衰者为癫,阳气衰者为狂"?

关于本条所论,迄今仍有争议,较多注家认为本条从正虚立论。人体阴气不足,则邪易从于阴而为癫;阳气不足,则邪易入于阳而为狂。另有一种认识是认为

"衰"当为"襄",即重叠之意。阴气偏盛则癫,阳气偏盛则狂,即《难经·十二难》谓:"重阳者狂,重阴者癫",似与临床相符,可供读者参考学习。

3. 后世对肝着的证治有何发展?

肝着病机为肝经气血郁滞,着而不行;主症为胸胁痞闷不舒,甚则胀痛、刺痛。治以旋覆花汤,方中旋覆花为主药,善通肝络而行气,新绛活血化瘀,葱茎通阳散结。气行则血行,阳通则瘀化,共奏行气活血、通阳散结之功,为治络瘀之肝着的要方,同时也是对胸痹病气血瘀阻证治法的补充。王清任用血府逐瘀汤治愈"胸任重物""胸不任物",陶保荪用通窍活血汤治愈"常欲人足蹈其胸",叶天士治肝络血瘀证擅长用辛温通络、温柔通补、辛泄通瘀诸法,都是在本方基础上的进一步发展。

痰饮咳嗽病脉证并治第十二

【重点条文】

[**原文 1**] 问曰：夫饮有四，何谓也？师曰：有痰饮、有悬饮、有溢饮、有支饮。

[**原文 2**] 问曰：四饮何以为异？师曰：其人素盛今瘦，水走肠间，沥沥有声，谓之痰饮；饮后水流在胁下，咳唾引痛，谓之悬饮；饮水流行，归于四肢，当汗出而不汗出，身体疼重，谓之溢饮；咳逆倚息，短气不得卧，其形如肿，谓之支饮。

[**原文 8**] 夫心下有留饮，其人背寒冷如手大。

[**原文 15**] 病痰饮者，当以温药和之。

[**原文 16**] 心下有痰饮，胸胁支满，目眩，苓桂术甘汤主之。

茯苓桂枝白术甘草汤方：

茯苓四两　桂枝　白术各三两　甘草二两

上四味,以水六升,煮取三升,分温三服,小便则利。

[原文 18]病者脉伏,其人欲自利,利反快,虽利,心下续坚满,此为留饮欲去故也,甘遂半夏汤主之。

甘遂半夏汤方:

甘遂(大者)三枚　半夏十二枚(以水一升,煮取半升,去滓)　芍药五枚　甘草(如指大)一枚(炙)一本作无。

上四味,以水二升,煮取半升,去滓,以蜜半升,和药汁煎取八合,顿服之。

[原文 21]脉沉而弦者,悬饮内痛。

[原文 22]病悬饮者,十枣汤主之。

十枣汤方:

芫花(熬)　甘遂　大戟各等分

上三味,捣筛,以水一升五合,先煮肥大枣十枚,取八合,去滓,内药末。强人服一钱匕,羸人服半钱,平旦温之;不下者,明日更加半钱,得快下后,糜粥自养。

[原文 23]病溢饮者,当发其汗,大青龙汤主之;小青龙汤亦主之。

大青龙汤方:

麻黄六两(去节)　桂枝二两(去皮)　甘草二两(炙)　杏仁四十个(去皮尖)　生姜三两　大枣十二枚　石膏如鸡子大(碎)

上七味，以水九升，先煮麻黄，减二升，去上沫，内诸药，煮取三升，去滓，温服一升，取微似汗。汗多者，温粉粉之。

小青龙汤方：

麻黄三两（去节）　芍药三两　五味子半升　干姜三两　甘草三两（炙）　细辛三两　桂枝三两（去皮）半夏半升（汤洗）

上八味，以水一斗，先煮麻黄，减二升，去上沫，内诸药，煮取三升，去滓，温服一升。

[原文 24] 膈间支饮，其人喘满，心下痞坚，面色黧黑，其脉沉紧，得之数十日，医吐下之不愈，木防己汤主之。虚者即愈；实者三日复发，复与不愈者，宜木防己汤去石膏加茯苓芒硝汤主之。

木防己汤方：

木防己三两　石膏十二枚（鸡子大）　桂枝二两人参四两

上四味，以水六升，煮取二升，分温再服。

木防己去石膏加茯苓芒硝汤方：

木防己　桂枝各二两　人参　茯苓各四两　芒硝三合

上五味，以水六升，煮取二升，去滓，内芒硝，再微煎，分温再服，微利则愈。

［原文 25］心下有支饮，其人苦冒眩，泽泻汤主之。

泽泻汤方：

泽泻五两　白术二两

上二味，以水二升，煮取一升，分温再服。

［原文 26］支饮胸满者，厚朴大黄汤主之。

厚朴大黄汤方：

厚朴一尺　大黄六两　枳实四枚

上三味，以水五升，煮取二升，分温再服。

［原文 27］支饮不得息，葶苈大枣泻肺汤主之。方见肺痈中。

［原文 28］呕家本渴，渴者为欲解。今反不渴，心下有支饮故也，小半夏汤主之。《千金》云：小半夏加茯苓汤。

小半夏汤方：

半夏一升　生姜半斤

上二味，以水七升，煮取一升半，分温再服。

［原文 29］腹满，口舌干燥，此肠间有水气，己椒苈黄丸主之。

己椒苈黄丸方：

防己　椒目　葶苈（熬）　大黄各一两

上四味，末之，蜜丸如梧子大，先食饮服一丸，日三服，稍增，口中有津液。渴者，加芒硝半两。

［原文 30］卒呕吐，心下痞，膈间有水，眩悸者，小半

夏加茯苓汤主之。（30）

小半夏加茯苓汤方：

半夏一升　生姜半斤　茯苓三两一法四两

上三味，以水七升，煮取一升五合，分温再服。

[原文31] 假令瘦人脐下有悸，吐涎沫而癫眩，此水也，五苓散主之。

五苓散方：

泽泻一两一分　猪苓三分（去皮）　茯苓三分　白术三分　桂枝二分（去皮）

上五味，为末，白饮服方寸匕，日三服，多饮暖水，汗出愈。

[原文41] 先渴后呕，为水停心下，此属饮家，小半夏加茯苓汤主之。方见上。

【重点考点】

1. 词解

（1）伤饮：是指饮病初期，饮邪轻浅，有骤伤之意，而非久积停饮，故曰"伤饮"，而不名"有饮"。

（2）素盛今瘦：谓狭义痰饮患者在未病之前，身体较丰满；既病之后，身体消瘦，乃因脾运不健，饮邪停聚，饮食精微不得充养肌肤所致。

（3）沥沥有声：指狭义痰饮患者有饮邪自心下（胃）至肠间流动时所发出的声音。

（4）咳逆倚息：指咳嗽气逆，不能平卧，需凭倚呼吸。

（5）悬饮内痛：指悬饮患者胸胁部牵引而疼痛。

（6）苦冒眩：苦，指痛苦，病症为重；冒，如有物冒蔽；眩，视物旋转。苦冒眩，即苦于头昏目眩；或以头昏目眩症为重之意。

（7）癫眩：癫，作"颠"解。《说文解字》："颠，顶也。"头位于身体之顶部，故癫眩即头目眩晕有颠倒之感。

（8）心下坚筑：指心下部位满闷痞坚、动悸不宁，由水饮凌心，抑遏心阳所致。

（9）咳嗽则辄已：辄，当"就"解；已，指"停止""不动貌"。即悬饮患者因咳嗽使胸痛加剧，故被迫抑制或停止咳嗽，以减轻胸痛。另有版本载："一作转甚"，指咳嗽会使胸痛加剧而言。

（10）面色黧黑：指面色黑而晦暗。因支饮在胸肺，日久不愈，营卫运行不利，气血不荣于面。

（11）脉双弦：左右两手脉象皆弦，主里寒。

（12）脉偏弦：左手或右手脉象见弦。谓饮邪停聚人体局部，偏注一侧之意。

2. 痰饮概念　有广义、狭义之分。篇名所指为广义痰饮，是饮邪为患的一类疾病的总称，"痰"字为形容词，与"淡""澹"相通，用以说明较清稀的饮邪具有流动貌；

而狭义痰饮为其分类的四饮之一,仅指饮邪停留于心下、胃肠的病变,以"素盛今瘦,水走肠间,沥沥有声"为其临床主症。

3. 广义痰饮病分类(见表 12-1)

表 12-1　广义痰饮病分类

类型	饮停部位	临床主症
狭义痰饮	心下、肠	素盛今瘦,水走肠间,沥沥有声
悬饮	胸胁	咳唾引痛
溢饮	四肢	无汗,身体疼重,肢体轻微浮肿
支饮	胸肺	咳逆倚息,短气不得卧,其形如肿

特殊类型:

(1)悬饮:是指饮邪停留于胸胁(胁下),累及肺肝之证。因肝脉布两胁贯膈上注于肺,当饮邪致肝气不升、肺气不降、气机逆乱时,以"咳唾引痛",甚则"嚏而痛""痛引缺盆,咳嗽则辄已"为主症。

(2)溢饮:是水饮流注于四肢肌表,责之于肺脾二脏的病证。病机为脾阳不运,水饮外溢四肢、肌肤,出现身体疼痛而肿重等症状。

(3)支饮:在本篇原文中有"膈间""胸中""肺饮"及"伏饮""膈上病痰"等不同描述,小青龙汤为其主方,临床主症有"咳逆倚息,短气不得卧,其形如肿""苦喘短气""喘而不能卧""短气而渴"等,均属饮停胸肺的标志。其病机为肺失宣降,心阳被遏,气逆水亦逆;也可因气不布津而渴不欲饮。

(4)留饮:指饮邪深痼于里,停留不去,病程较长,病势较重,一般药物难以攻除之饮病,分属于四饮之中。

(5)伏饮:指饮邪久伏于胸肺,潜伏不出,平素如常,一旦气候变化,感受外邪则引动内饮,则出现满喘咳吐等症,病情反复发作,属支饮的一个类型。

(6)微饮:指狭义痰饮的轻证,仅见短气、小便不利等症状。虽有在脾、在肾的不同证治,然温阳化气以除饮的目的是一致的。

(7)肺饮:即水饮犯肺之支饮,因其脉平不弦,症见"苦喘短气",为支饮病情较轻或较稳定时的症状,属支饮轻证。

五脏水饮(见表12-2):

表12-2 五脏水饮

脏腑	原文	症　状	病　机
水在心	3	心下坚筑,短气,恶水不欲饮	水饮凌心,抑遏心阳

続 表

脏腑	原文	症　状	病　机
水在肺	4	吐涎沫,欲饮水	水饮射肺,肺气郁遏,气不布津
水在脾	5	少气身重	水饮困脾,脾失健运,精气不生
水在肝	6	胁腹支撑胀满感,随嚏而痛	水饮侵肝,肝气不利,经脉失和
水在肾	7	心下(脐下)悸	水饮犯肾,命门火衰,蓄饮冲逆

4. 狭义痰饮辨证论治(见表12-3)

表12-3　狭义痰饮的辨证论治

证型	原文	主症	病机	治法	方剂
饮停心下	16	重者心悸,轻者短气。素盛今瘦,肠鸣音亢进,胸胁支满,目眩,小便不利,脉弦	脾阳不运升降失职饮阻气机	温阳化饮健脾利水	苓桂术甘汤
饮及脾肾	17	短气,小便不利,胸胁支满,目眩,心悸	脾阳虚饮停心下	温脾化饮	苓桂术甘汤
			肾气虚饮停下焦	温肾化饮	肾气丸

证型	原文	主　症	病　机	治法	方剂
留饮欲去	18	脉伏,下利,利后舒畅,但心下坚满未解	心下留饮欲去	急则治标因势利导	甘遂半夏汤
饮留肠间	29	素盛今瘦,肠鸣音亢进,腹满,口舌干燥,二便不利	脾运失司饮聚成实	前后分消攻坚逐饮	己椒苈黄丸
下焦饮逆	31	形瘦,脐下筑筑悸动,吐涎沫,头眩	饮停下焦气化不利水饮逆动	温化下焦通利水道	五苓散
饮逆致呕	41	口渴,饮后即呕	脾不散津饮阻气机	降逆止呕引水下行	小半夏加茯苓汤

5. 支饮辨证论治 (表12-4)

表12-4　支饮辨证论治

证型	原文	主　症	病　机	治法	方剂
主证	35	咳逆倚息,短气不得卧,其形如肿,恶寒发热	外寒内饮饮邪郁肺	解外寒除内饮	小青龙汤

证型		原文	主 症	病机	治法	方剂
膈间支饮	虚	24	喘满,心下痞坚,面鼋黑,脉沉紧,病数十日,经吐下不愈	兼上气而渴,小便不利,似肿非肿,心下按之虚软	气虚饮热饮逆迫肺心阳不布气机不利	补虚清热通阳利水	木防己汤
	实			服木防己汤心下痞坚不解	饮停气阻坚结成实	行水散结消坚补虚	木防己汤去石膏加茯苓芒硝汤
轻证		25	头昏目眩,无喘满咳逆		饮停中焦升降受阻	健脾化饮降逆止眩	泽泻汤
支饮腹满		26	咳逆倚息,短气不得卧,腹满,大便秘结		饮热郁肺腑气不通	疏导肠胃荡涤实邪	厚朴大黄汤
支饮喘满		27	呼吸困难,张口抬肩,胸满,咳喘不得卧,口吐清涎		支饮阻肺气机不利	泻肺逐饮	葶苈大枣泻肺汤
支饮呕吐		28	呕吐,且吐后不渴		饮邪中阻津不上承	散寒化饮降逆止呕	小半夏汤
		30	突然呕吐,心下痞,头昏目眩,心悸		饮邪中阻波及胸胃	蠲饮降逆宁心镇悸	小半夏加茯苓汤

证型	原文	主　症	病机	治法	方剂
支饮咳嗽	32	久嗽不止，正气未虚	支饮久留饮阻气道心肺俱病	攻逐水饮祛除病根	十枣汤
随证治之	35	咳喘气逆，难以平卧	外寒内饮水邪壅肺	温饮散寒	小青龙汤
	36	痰多口燥，奔豚气逆，肢厥而痹，面翕热如醉，小便难，时作昏冒，寸脉沉，尺脉微弱	下虚上实虚阳上越	敛气平冲	桂苓五味甘草汤
	37	冲气平复，咳满加重	寒饮复出胸阳被遏	散寒化饮	苓甘五味姜辛汤
	38	咳满得解，口渴，冲气复发，呕，昏冒	冲气上逆支饮尚盛	平冲降逆散寒化饮	桂苓五味甘草去桂加干姜细辛半夏汤
	39	呕止，浮肿	肺失通调水溢皮肤	宣利肺气降气行水	苓甘五味加姜辛半夏杏仁汤

证型	原文	主　症	病机	治法	方剂
随证治之	40	咳逆,胸满,眩冒,呕吐,面热如醉	支饮未尽胃热上冲	温肺化饮清泄胃热	苓甘五味加姜辛半杏大黄汤

6. 广义痰饮病治法(见表12-5)

表12-5　广义痰饮病治法

治　　法	代　表　方　剂
温阳化饮法	① 轻者以泽泻汤利水健脾。② 重者以苓桂术甘汤温阳蠲饮,健脾利水。③ 下焦饮逆证用五苓散化气利水。④ 饮积胃脘者以小半夏汤温胃散饮。⑤ 饮邪较甚,眩悸者用小半夏加茯苓汤导饮下行。⑥ 肾气虚,气化不行者用肾气丸温肾蠲饮,化气利水
表里双解法	① 内饮外寒的支饮、溢饮,当以小青龙汤化饮解表。② 外寒内饮兼郁热的溢饮,以大青龙汤发汗清热除饮
疏导肠胃法	① 狭义痰饮停聚成实者,用己椒苈黄丸前后分消,攻坚逐饮。② 支饮腹满者,以厚朴大黄汤疏导肠胃,荡涤实邪

治　法	代　表　方　剂
泻水逐饮法	① 支饮不得息者,用葶苈大枣泻肺汤泻肺逐饮。② 狭义痰饮之留饮欲去者,以甘遂半夏汤急则治标,因势利导。③ 胸胁积饮,属悬饮;支饮久咳、邪盛正实者,均以十枣汤攻下逐饮或祛饮止咳
扶正祛饮法	① 饮聚未实者以木防己汤补虚清热,通阳利水。② 饮聚成实者用木防己去石膏加茯苓芒硝汤行水散结,消坚补虚

7. 对"心下有留饮,其人背寒冷如手大"的理解

"心下有留饮"言明病位在心下,为狭义痰饮的留饮,主症"其人背寒冷如手大"在《金匮方论衍义》和《金匮要略论注》中均作"其人背寒冷如掌大"。心与背在生理、病理方面有密切联系。心之俞在背,背为胸之府,诸阳受气于胸中,而心阳又能转行于背。腧穴则是人体脏腑经络气血灌注出入之所。阳气因心下之留饮阻遏而不能展布,而且影响督脉的温煦功能。故背部有寒冷感,其范围形容为"如手大"或"如掌大",可视病情轻重、新久而定。

8. 对"留饮者,胁下痛引缺盆,咳嗽则辄已"的理解

《金匮要略》原文对悬饮的饮停部位称作"胁下",

故此为悬饮的留饮,其主症为"胁下痛引缺盆,咳嗽则辄已。"因肝脉布两胁,络胆,贯膈,上注于肺,故饮邪致肝气不升,肺气不降,必咳嗽而牵引胸痛加剧,使患者不得已而抑制咳嗽,以减轻因振动病所而加剧的疼痛症。

【释难解惑】

1. 张仲景用厚朴、枳实、大黄 3 味药物组成的经方有几首? 如何鉴别其异同? (见表 12 - 6)

表 12 - 6　张仲景用厚朴、枳实、大黄 3 味药物组成的经方异同

方剂 要点		小承气汤	厚朴三物汤	厚朴大黄汤
出处		《伤寒论·阳明病脉证并治第八》《金匮·呕吐哕下利病脉证治第十七》	《金匮·腹满寒疝宿食病脉证治第十》	《金匮·痰饮咳嗽病脉证并治第十二》
同		药物组成相同		
		病证相同:大便秘结,腹胀疼痛,属实证、热证		
		病机相同:热结气滞,腑气不通		
		治法相同:行气导滞泄热		
异	主症	下利谵语,燥屎内结,热结旁流,积重于胀	腹满疼痛,大便不通,胀重于积	支饮腹满,大便秘结,胀积俱重

要点	方剂	小承气汤	厚朴三物汤	厚朴大黄汤
异	治法	攻积导滞 （通因通用）	行气除满 泄热止痛	疏导肠胃 荡涤实邪
	组成	大黄四两（酒洗） 厚朴二两（炙去皮） 枳实三枚（大者，炙） 主药：大黄	厚朴八两 大黄四两 枳实五枚 主药：厚朴	厚朴一尺 大黄六两 枳实四枚 主药：厚朴、大黄

2. 广义痰饮病的治疗原则是什么？如何理解此治则？

原则：当以温药和之。

"当以温药"的道理有三：

其一，痰饮病的形成：内因为脾运不健或中阳素虚，外因为感受风寒（冬季多发）、寒湿浸渍（冒雨、涉水、久坐湿地）、饮食劳倦（食少饮多、思虑、劳倦）等导致脾运失司，则上不能输精以养肺，下不能助肾以化水，故肺失通调、肾之气化不利，三焦水道通调失职，均可造成饮邪停聚而流溢人体各处或波及五脏。

其二，饮邪的病理特性可概括为：① 饮为阴邪，轻则阻遏阳气，重则伤人阳气。② 质地清稀，停留于人体局部。③ 病机要点责之于脾（胃）。④ 饮邪"得温则行,得寒则聚"。

其三,温药的治疗意义有三:① 补胃阳,选用甘温药物,能补、能和、能缓。针对本虚(脾肾)阳不化气,可达到温阳化饮之目的。② 燥脾土,选用苦温药物,能燥湿、助阳化湿。针对脾湿饮盛,使之"得温则行"。③ 发越阳气,开腠理、通水道,选用辛温药物,能行、能散。即通过发汗、利水药,针对"标实",给饮邪以出路,达到行散水湿的目的。

总之,人体借助于"温药"的作用,以振奋、扶助阳气,使阳气得布、阳气通达,从而使肺的通调、脾的转输、肾的开合及气化功能复常。因此,"当以温药"既可温化饮邪,又可协调正常的水液代谢生理功能,杜绝痰饮滋蔓之源。

"和之"的含义:《说文解字》谓:"和,相应也。"有平和、调和之意。治疗痰饮病既不可专事温补,以防碍邪;又不可过于刚燥(指专用辛开、辛散、温燥之药)以免伤正。针对本虚标实的病情,当在温补之中酌加行消开导之品。行者,行其气也;消者,消其饮也;开者,开其阳也;导者,通导二便也。以达到温补助阳、行水蠲饮之效。故曰:"和之",而不称"补之"。

"温药和之"是痰饮病的总治则,实为治本大法。从代表性方剂苓桂术甘汤(茯苓、桂枝、白术、甘草)、肾气丸(干地黄、山药、山萸萸、丹皮、茯苓、泽泻、桂枝、炮附子)的功效可以证明,"温药和之"即温补脾、肾之阳以化饮,有温化、温运之意。

3. 葶苈大枣泻肺汤为何既治肺痈,又治支饮?

《金匮要略·肺痿肺痈咳嗽上气病脉证并治第七》载:"肺痈,喘不得卧,葶苈大枣泻肺汤主之。"《金匮要略·痰饮咳嗽病脉证并治第十二》论:"支饮不得息,葶苈大枣泻肺汤主之。"虽然两病一属肺痈,一为支饮,但二者:① 病位相同,均在肺;② 病机相同:实邪(热毒、饮邪)壅肺,气机不利;③ 证候相同:肺气壅滞,喘不得卧,不得息,呼吸困难;④ 病情相同:表证已解,邪实气闭,形证俱实;⑤ 治法相同:开泻肺气,逐饮清热。所以,临床上辨病与辨证结合,但重在辨证。只要病机相同、证候相同,异病可以同治。此为张仲景异病同治精神的体现。

消渴小便不利淋病脉证并治第十三

【重点条文】

[原文 3] 男子消渴，小便反多，以饮一斗，小便一斗，肾气丸主之。方见脚气中。

[原文 4] 脉浮，小便不利，微热消渴者，宜利小便，发汗，五苓散主之。

[原文 5] 渴欲饮水，水入则吐者，名曰水逆，五苓散主之。方见上。

[原文 6] 渴欲饮水不止者，文蛤散主之。

文蛤散方：

文蛤五两

上一味，杵为散，以沸汤五合，和服方寸匕。

[原文 10] 小便不利者，有水气，其人苦渴，栝蒌瞿麦丸主之。

栝蒌瞿麦丸方：

栝蒌根二两　茯苓　薯蓣各三两　附子一枚(炮)
瞿麦一两

上五味,末之,炼蜜丸梧子大,饮服三丸,日三服;不知,增至七八丸,以小便利,腹中温为知。

[原文11] 小便不利,蒲灰散主之;滑石白鱼散、茯苓戎盐汤并主之。

蒲灰散方:

蒲灰七分　滑石三分

上二味,杵为散,饮服方寸匕,日三服。

滑石白鱼散方:

滑石二分　乱发二分(烧)　白鱼二分

上三味,杵为散,饮服半钱匕,日三服。

茯苓戎盐汤方:

茯苓半斤　白术二两　戎盐(弹丸大)一枚

上三味,先将茯苓、白术煎成,入戎盐,再煎,分温三服。

[原文12] 渴欲饮水,口干舌燥者,白虎加人参汤主之。方见中暍中。

[原文13] 脉浮,发热,渴欲饮水,小便不利者,猪苓汤主之。

猪苓汤方:

猪苓(去皮)　茯苓　阿胶　滑石　泽泻各一两

上五味,以水四升,先煮四味,取二升,去滓,内胶烊消,温服七合,日三服。

【重点考点】

1. 词解

(1)小便如粟状:即小便排出粟状之物。亦指小便涩痛的症状。

(2)小腹弦急:小腹拘急作痛。

(3)消谷引食:消渴病主要症状之一,因胃中有热而致食欲旺盛,容易饥饿,进食较多。

(4)水逆:水邪内蓄,水不化津欲引水自救,饮入之水为停蓄之水邪格拒而上逆。

(5)以饮一斗,小便一斗:形容饮水多,小便亦多。

2. 消渴概念 消渴有病与症两种含义。消渴病是以多饮、多食、多尿、形体消瘦为特征。消渴症是指口渴引饮的症状。

3. 小便不利概念 小便不利是指由于膀胱气化失司或湿热蕴结于下焦等原因而致的小便短少或不畅,是多种疾病过程中的一个症状。

4. 淋病概念 淋病是指小便频数短涩,滴沥刺痛,欲出未尽,小腹拘急,或痛引腰腹的病证。

5. 消渴病因病机 本篇论述消渴病的主要病因病机为胃中热盛、肾气不足和肺胃热盛、津气两伤。

6. 消渴辨证论治(见表13-1)

表13-1　消渴辨证论治

证型	原文	主症	病机	治法	方剂
肾气亏虚 (下消)	3	口渴引饮,小便反多,饮一溲一	肾气亏虚	温补肾气益阴助阳	肾气丸
津亏内热	6	渴欲饮水不止	肾阴虚津伤燥热	咸凉润下生津止渴	文蛤散
热盛伤津 (上消)	12	渴欲饮水,口干舌燥	肺胃热盛	清热止渴益气生津	白虎加人参汤

7. 小便不利辨证论治 (表13-2)

表13-2　小便不利辨证论治

证型	原文	主症	病机	治法	方剂
上燥下寒	10	严重口渴,小便不利,小便少,或腰以下浮肿	肾阳虚不能蒸化津液	生津润燥温阳利水	栝蒌瞿麦丸
湿热	11	小便不利或短赤,茎中艰涩疼或有血尿	湿热瘀结气化不行	凉血化瘀清热利湿	蒲灰散

证型	原文	主　症	病机	治法	方剂
湿热夹瘀	11	小便不利兼有少腹胀满,尿血	肾与膀胱有热	止血化瘀清热利湿	滑石白鱼散
脾肾两虚	11	小便不利,或尿后余沥不尽等虚实错杂证	中焦脾虚湿盛下焦肾虚有热	健脾益肾清热利湿	茯苓戎盐汤
气化不利	4	脉浮,小便不利,微热消渴	表邪未尽气化不利	发汗解表通阳利水	五苓散
水逆	5	口渴饮水,水入则吐	气化不利水饮内停	通阳化气利水	五苓散
水热互结	13	脉浮发热,渴欲饮水,小便不利	热盛伤阴水与热结气化不行	滋阴润燥利水除热	猪苓汤

8. 淋病的分类　(砂)石淋、血淋、热淋、膏淋、劳淋等。

9. 石淋主症　小便如粟状,小腹弦急,痛引脐中。

10. 淋家治禁　淋家不可发汗,发汗则必便血。

【释难解惑】

1. 猪苓汤与五苓散方证有何异同？（见表13-3）

表13-3　猪苓汤与五苓散方证异同

要点	方剂	猪苓汤证	五苓散证
症状	同	小便不利，发热脉浮，渴欲饮水	
	异	小便短赤，甚则灼热疼痛，舌红少苔，脉细数	小便清淡，舌质淡苔薄白
病机	同	水饮内停	
	异	水热互结，郁热伤阴	寒水互结，水蓄膀胱
治法	同	利水	
	异	滋阴利水	温阳化气利水
组成	同	茯苓、猪苓、泽泻	
	异	阿胶、滑石滋阴清热	白术、桂枝以化气行水

2. 肾气丸既治虚劳腰痛之小便不利，又治男子消渴之小便反多，其理何在？

肾主水，司气化，为胃之关，气化正常，则开合有度，小便排泄正常。虚劳腰疼属肾阴阳两虚证，因肾气虚弱，膀胱气化不利，失其"开"之职，故小便不利。男子消渴证，因肾阴阳两虚，肾气虚弱，不得化气摄水，失其"合"之职，故小便反多。小便不利与小便反多，症状虽不同,然二者病机相同,为肾阴阳两虚,气化失司,开合异常所致,故均可用益阴助阳、生化肾气的肾气丸治疗。

3. 消渴的病因病机有哪些?

引起消渴的原因很多,主要与肺、胃、肾关系密切。

(1)胃热气盛:由于饮食不节或嗜食肥甘厚味,致胃肠燥热。

(2)肺热津伤:因心热移肺,灼伤津液,故烦渴引饮。

(3)房劳过度,肾精虚衰:因肾精损伤,阴损及阳,肾气虚不能蒸腾化气而统摄水液,下焦失约,小便失权。

(4)饮酒过度:酒多湿热,湿热不除而成消渴。

水气病脉证并治第十四

【重点条文】

[原文 1] 师曰：病有风水、有皮水、有正水、有石水、有黄汗。风水，其脉自浮，外证骨节疼痛，恶风；皮水，其脉亦浮，外证胕肿，按之没指，不恶风，其腹如鼓，不渴，当发其汗。正水，其脉沉迟，外证自喘；石水，其脉自沉，外证腹满不喘。黄汗，其脉沉迟，身发热，胸满，四肢头面肿，久不愈，必致痈脓。

[原文 5] 里水者，一身面目黄肿，其脉沉，小便不利，故令病水。假如小便自利，此亡津液，故令渴也。越婢加术汤主之。*方见下。*

[原文 18] 师曰：诸有水者，腰以下肿，当利小便；腰以上肿，当发汗乃愈。

[原文 22] 风水，脉浮身重，汗出恶风者，防己黄芪汤主之。腹痛加芍药。

防己黄芪汤方：方见湿病中。

[原文 23] 风水恶风，一身悉肿，脉浮不渴，续自汗出，无大热，越婢汤主之。

越婢汤方：

麻黄六两　　石膏半斤　　生姜三两　　大枣十五枚
甘草二两

上五味，以水六升，先煮麻黄，去上沫，内诸药，煮取三升，分温三服。恶风者加附子一枚（炮），风水加术四两。《古今录验》。

[原文 24] 皮水为病，四肢肿，水气在皮肤中，四肢聂聂动者，防己茯苓汤主之。

防己茯苓汤方：

防己三两　　黄芪三两　　桂枝三两　　茯苓六两　　甘
草二两

上五味，以水六升，煮取二升，分温三服。

[原文 25] 里水，越婢加术汤主之；甘草麻黄汤亦主之。

越婢加术汤方：见上。于内加白术四两，又见脚气中。

甘草麻黄汤方：

甘草二两　　麻黄四两

上二味，以水五升，先煮麻黄，去上沫，内甘草，煮取三升，温服一升，重覆汗出，不汗，再服。慎风寒。

［原文 26］水之为病,其脉沉小,属少阴;浮者为风。无水虚胀者,为气。水,发其汗即已。脉沉者宜麻黄附子汤,浮者宜杏子汤。

麻黄附子汤方:

麻黄三两　甘草二两　附子一枚(炮)

上三味,以水七升,先煮麻黄,去上沫,内诸药,煮取二升半,温服八分,日三服。

杏子汤方:　未见,恐是麻黄杏仁甘草石膏汤。

［原文 28］问曰:黄汗之为病,身体肿,一作重。发热汗出而渴,状如风水,汗沾衣,色正黄如柏汁,脉自沉,何从得之? 师曰:以汗出入水中浴,水从汗孔入得之,宜芪芍桂酒汤主之。

黄芪芍药桂枝苦酒汤方:

黄芪五两　芍药三两　桂枝三两

上三味,以苦酒一升,水七升,相和,煮取三升,温服一升,当心烦,服至六七日乃解。若心烦不止者,以苦酒阻故也。一方用美酒醯代苦酒。

［原文 31］气分,心下坚,大如盘,边如旋杯,水饮所作,桂枝去芍药加麻辛附子汤主之。

桂枝去芍药加麻黄细辛附子汤方:

桂枝三两　生姜三两　甘草二两　大枣十二枚
麻黄　细辛各二两　附子一枚(炮)

上七味,以水七升,煮麻黄,去上沫,内诸药,煮取二升,分温三服,当汗出,如虫行皮中,即愈。

[**原文 32**] 心下坚,大如盘,边如旋盘,水饮所作,枳术汤主之。

枳术汤方:

枳实七枚　白术二两

上二味,以水五升,煮取三升,分温三服,腹中软,即当散也。

【重点考点】

1. 词解

(1) 颈脉:即足阳明人迎脉,在喉结两旁。

(2) 周痹:病名,以全身上下游走性疼痛为主症。

(3) 血分:指妇人因经闭而致水肿者,相对难治。

(4) 水分:指妇人因水肿而致经闭者,相对易治。

(5) 气分:指因阳虚阴盛,阳气不通所致,以心下坚、大如杯盘、手足逆冷、恶寒身冷、骨疼等为主要临床表现的水气病。

(6) 泄风:由于风邪外泄而致瘾疹身痒的现象。

(7) 痂癞:即肌肤化脓结痂,有如癞疾。

(8) 风强:即风邪盛。

(9) 气强:即水气盛。

(10) 聂聂动:指皮水因阳气被郁,正邪相争所致的四肢轻微颤动。

2. 水气病分类　风水、皮水、正水、石水、黄汗。

（1）风水：指因风邪袭表，肺失通调而致，以"脉浮，恶风，骨节疼痛，头面肿及一身悉肿"为主要临床表现的水肿病。

（2）皮水：指因脾失健运，肺失通调，水溢肌肤而致，以"脉浮，不恶风，四肢、身体浮肿，按之没指，其腹如鼓"为主要临床表现的水肿病。

（3）正水：指因肾阳不足，水湿停聚而致，以"脉沉迟，腹满而喘"为主要临床表现的水肿病。

（4）石水：指因肾阳衰微，水寒凝结于下焦而致，以"脉自沉，腹满坚硬，不喘"为主要临床表现的水肿病。

（5）黄汗：由营卫郁滞，湿热熏蒸所致，以"汗出色黄黏衣，发热，身肿，骨节疼痛，脉沉迟"为主要特征的疾病。

3. 水气病病机　肺、脾、肾、三焦、膀胱气化失调，致津液运行不利，水气停蓄，泛溢人体各部。

4. 风水辨证要点　风水为水气病最常见的类型。其辨证要点为：① 起病急骤。② 浮肿，尤以头面及腰以上为多见。③ 有脉浮、恶风、骨节疼痛等表证。④ 无腹满症状。

5. 风水与皮水异同(见表14-1)

表14-1　风水与皮水异同

异同		风水(表中之表)	皮水(表中之里)
同		① 脉浮,病在表。② 当发其汗	
异	病因病机	感受风邪,肺失通调,水溢肌肤	外感湿邪,脾失运化,肺失宣化,水溢肌肤
	症状	骨节疼痛,恶风,颜面部肿甚	不恶风,全身肿甚
	特点	起病急,肿势由上向下发展	病起较慢,肿势重
	病位	肺,皮毛	脾、肺、肤

6. 正水与石水异同(见表14-2)

表14-2　正水与石水异同

异同		正　水	石　水
同		病在里,均为里水	
异	病位	中下二焦(脾、肾),影响上焦	下焦(肾),未及上焦
	病机	脾肾阳虚,气化不行,上迫于肺	肾阳虚衰,阴寒水湿,凝结下焦
	症状	腹满而喘	腹满,不喘

7. 水气病的治疗方法 "诸有水者,腰以下肿,当利小便;腰以上肿,当发汗乃愈"。根据因势利导的原则,腰以下肿为主者,属阴,属里,用利小便的方法治疗,使水湿从小便而去。腰以上肿为主者,属阳,偏表,应以发汗的方法治疗,使水湿从汗液排除。同时有"病水腹大,小便不利,其脉沉绝者,有水,可下之"的论述,即对于水气偏盛,正气未虚的实证、重证,当急则治其标,用攻下逐水法。

8. 水气病辨证论治(见表14-3)

表14-3 水气病辨证论治

证型	原文	主症	病机	治法	方剂
风水夹热	23	恶风,全身肿,脉浮而渴,自汗出,无大热	风水袭表内有郁热	发越水气兼清郁热(汗)	越婢汤
风水表虚	22	浮肿,脉浮,身重,汗出恶风	风水表虚腠理不固	益气固表利水消肿(汗、利)	防己黄芪汤
皮水夹热	5 25	全身肿,面目肿甚,脉沉,小便不利	脾失健运肺失通调水郁化热	发汗散水兼清郁热(汗)	越婢加术汤
皮水表实无汗	25	无汗,身肿,咳嗽气喘,小便不利	脾失健运肺失通调	宣肺利水和中补脾(汗)	甘草麻黄汤

证型	原文	主 症	病机	治法	方剂
皮水气虚阳郁	24	四肢肿,聂聂动,小便不利	水壅肌肤阳气被郁	通阳化气表里分消(利)	防己茯苓汤
皮水湿盛阳郁	27	手足厥冷,身肿	水湿停聚湿热内壅阳气阻滞不达四肢	清利湿热通阳利尿(利)	蒲灰散
正水表有水气	26	脉沉小,小便不利,身肿,腹满,咳喘	肾阳虚衰气化不利水气内停	温经助阳(汗)	麻黄附子汤

9. 黄汗辨证论治(见表14-4)

表14-4 黄汗辨证论治

证型	原文	主 症	病机	治法	方剂
营卫郁滞湿热阻遏	28	汗出沾衣,汗色正黄,身肿,发热,汗出而渴,脉沉	表虚湿滞热郁肌腠	固表祛湿和营卫泄郁热	芪芍桂酒汤
气虚湿盛阳郁	29	两胫冷,皮痒,身疼重,腰以上汗出,小便不利	营卫失调阳郁水停	调和营卫通阳散湿	桂枝加黄芪汤

10. **气分病病因病机** 阳气衰微,寒气凝滞,大气不转。

11. **气分病治疗原则** "阴阳相得,其气乃行,大气一转,其气乃散。"即调和阴阳,温通行气。

12. **气分病辨证论治** (见表14-5)

表14-5 气分病辨证论治

证型	原文	主 症	病 机	治 法	方 剂
阳虚阴凝	31	心下坚,大如盘,边如旋杯,手足逆冷,腹满肠鸣,骨节疼痛,恶寒身冷	阳虚阴凝水寒凝结心下	温通阳气散寒化饮	桂枝去芍药加麻辛附子汤
脾虚气滞	32	心下坚,大如盘,边如旋盘,脘腹部痞满而胀	脾虚气滞水饮痞结心下	行气散结健脾化饮	枳术汤

【释难解惑】

1. 风水为什么会出现"脉浮""脉沉滑""脉浮而紧""脉浮而洪"的不同脉象?

同为风水,但脉象有浮、沉滑,或浮而紧之不同,主要是由于"风水"发展的不同阶段,病情有轻重,邪气有差异的结果。风水是因感受风邪,肺气不宣,水道失于通调所致。风水初起,肿势不甚时,脉见浮象,此为风水主脉;当病情进一步发展,肿势加重,水湿压迫脉道,因肿甚而脉转沉滑;"风"为六淫之首,每兼它邪,当外感风寒之邪而致水肿病时,由于寒性收引,经脉阻滞,故脉多见浮紧;若患者素有内热,感受风邪后,风热相合,可见脉浮而洪。由此可知,脉象的主病并非恒定,一病可见多种脉象,而同一脉象又可主多种疾病。临证必须脉症合参,方能作出正确诊断。

2. 气分、血分、水分和五脏水、四水有何关系?

临床水气病的病因病机比较复杂,张仲景在《金匮要略·水气病脉证并治第十四》中提出了"四水"(即风水、皮水、正水、石水)、五脏水及气分、血分、水分等3种辨证体系,目的在使医者对水气病的认识更全面,能更好地提高临床诊断水平,并不断提高临床疗效。《金匮》主要以四水辨证为主,辅以五脏水及气分、血分、水分的辨证。

本篇中风水、皮水、正水、石水的四水分类,主要以从表里上下区分。风水为风邪袭表,肺失通调所致。皮水由脾失健运,肺失通调引起,无风邪侵袭,病位较风水偏里。相对正水、石水而言,二者病位皆偏表,故脉皆浮,区别在于恶风与否。正水因肾阳虚,水湿泛滥;石水则因肾阳衰微,水寒凝结于下焦。二者病位皆在里,所以都有脉沉、腹满症状。但正水影响到上焦,故喘,石水偏于下焦,致脉自沉,腹满不喘。

五脏水是病及五脏而出现水气内停的各种证候,并非水气直接侵入五脏。根据其病机与症状,有医家认为,五脏水与四水中正水、石水相当。

而气分、血分、水分的划分,提示医家应注意气、血、水三因素在水气病的发病中的密切关系。虽然《金匮》认为先病水而后经停者为水分,月经先停而后病水者为血分,临床实不必拘泥于妇人水肿。而《金匮》指出"血不利则为水"的观点,以及对气分病提出"大气一转,其气乃散"的治疗法则,都对临床治疗水气病有重要指导意义。实际上无论是四水或五脏水的辨证中都包含有气、血、水的辨证。后世医家对气、血、水三者的关系有较多发挥,尤其在论鼓胀中多见。

总之,临床上对水气病的辨证中,四水、五脏水及气分、血分、水分的辨证,并不是各自独立的,而是互相渗透,相互交叉的。只有全面认识后,方能正确把握病机。

黄疸病脉证并治第十五

【重点条文】

[原文 1] 寸口脉浮而缓，浮则为风，缓则为痹，痹非中风，四肢苦烦，脾色必黄，瘀热以行。

[原文 13] 谷疸之为病，寒热不食，食即头眩，心胸不安，久久发黄，为谷疸，茵陈蒿汤主之。

茵陈蒿汤方：

茵陈蒿六两　栀子十四枚　大黄二两

上三味，以水一斗，先煮茵陈，减六升，内二味，煮取三升，去滓，分温三服。小便当利，尿如皂角汁状，色正赤，一宿腹减，黄从小便去也。

[原文 14] 黄家日晡所发热，而反恶寒，此为女劳得之。膀胱急，少腹满，身尽黄，额上黑，足下热，因作黑疸。其腹胀如水状，大便必黑，时溏，此女劳之病，非水也。腹满者难治。硝石矾石散主之。

硝石矾石散方:

硝石　矾石(烧)等分

上二味,为散,以大麦粥汁和服方寸匕,日三服,病随大小便去,小便正黄,大便正黑,是候也。

[**原文 15**]酒黄疸,心中懊憹,或热痛,栀子大黄汤主之。

栀子大黄汤方:

栀子十四枚　大黄一两　枳实五枚　豉一升

上四味,以水六升,煮取二升,分温三服。

[**原文 17**]诸黄,猪膏发煎主之。

猪膏发煎方:

猪膏半斤　乱发如鸡子大三枚

上二味,和膏中煎之,发消药成,分再服。病从小便出。

[**原文 18**]黄疸病,茵陈五苓散主之。一本云茵陈汤及五苓散并主之。

茵陈五苓散方:

茵陈蒿末十分　五苓散五分方见痰饮中。

上二物和,先食饮方寸匕,日三服。

[**原文 19**]黄疸腹满,小便不利而赤,自汗出,此为表和里实,当下之,宜大黄硝石汤。

大黄硝石汤方:

大黄　黄柏　硝石各四两　栀子十五枚

上四味，以水六升，煮取二升，去滓，内硝，更煮取一升，顿服。

【重点考点】

1. 词解

(1) 爪之不仁：谓肌肤麻木，搔之无痛痒感。

(2) 火劫其汗：谓用艾灸、温针或熏法强迫出汗。

(3) 两热所得：谓火与热相互搏结。

(4) 肚热：即腹中热。

(5) 痿黄：即萎黄，谓身黄而不润泽。

(6) 胃中苦浊："苦"作"病"解，浊指湿热，胃中苦浊指脾胃湿热内蕴。

(7) 谷疸：黄疸病类型之一，因饮食不洁或不节损伤脾胃，湿热内蕴所致。

(8) 酒疸：因嗜酒伤中，湿热内蕴所致之黄疸。

(9) 女劳疸：因房劳伤肾所引起的黄疸。

(10) 靖言了(liǎo)了：靖同"静"。语言不乱，神情安静。

(11) 黑疸：表现为目青面黑，大便黑，本证可由黄疸经久不愈转变而来，亦为酒疸误下后的变证。

(12) 心中如啖(dàn 淡)蒜薤(jī 鸡)状：啖，同"啖"，吃的意思。薤，捣碎的姜、蒜、韭菜等。此指患者如食生蒜末般，胃中有灼热不舒感。

（13）苦烦：重滞不舒，心中烦闷的感觉。

（14）阳部、阴部：阳指在表，阴指在里。

（15）阴被其寒：谓太阴脾经受寒生湿。

2. 黄疸的概念及分类 黄疸病是以目黄、身黄、小便黄为主症的一类疾病，其中以目黄为确定本病的依据。按病因分类有谷疸、酒疸、女劳疸之分。按病机分类有湿热、寒湿、火劫、燥结、女劳以及虚劳等，但以湿热为多。治疗以清利湿热为主，但汗、吐、下、和、温、清、消、补八法均贯穿其中。

3. 谷疸、酒疸与女劳疸的区别（见表 15-1）

表 15-1 谷疸、酒疸与女劳疸的区别

要点 \ 类型	谷疸	酒疸	女劳疸
症状	以食谷即眩为主症，食即脘腹满胀，身体尽黄，小便不利	以心中懊恼而热为主症，纳呆时欲吐，身黄，小便不利	以额上黑为主症，小便自利为特点，微汗出，薄暮即发，膀胱急
病因病机	饮食所伤，脾失健运，湿热内蕴，病位在脾	嗜酒过度，胃蕴湿热，病位在脾	房劳伤肾，肾虚有热，病位在肾
属性	阳黄（湿热型）阴黄（寒湿型）	阳黄	阴黄

4. 寒湿发黄与湿热发黄比较(见表15-2)

表15-2 寒湿发黄与湿热发黄比较

要点 \ 类型	湿热发黄(阳黄)	寒湿发黄(阴黄)
肤色	黄色鲜明如橘子色	黄而晦暗
渴饮	渴欲饮水,多不喜热饮	喜热饮或不渴
腹满	腹满硬而胀,拒按	腹满不硬,按之软
二便	大便干结或溏而不爽,小便不利,短赤而黄	大便溏薄,小便必难,色淡黄或混黄
舌脉	舌红苔黄腻,脉滑数有力	舌淡苔白腻,脉沉迟
治法	清热利湿退黄	温阳化湿退黄

5. 黄疸病辨证论治(见表15-3)

表15-3 黄疸病辨证论治

证型	原文	主症	病因病机	功效特点	方剂
谷疸	13	恶寒发热,厌食,食即头眩,心胸不安,腹满,小便黄赤,身体尽黄,色鲜明	湿热两盛	清热利湿退黄	茵陈蒿汤

证型	原文	主症	病因病机	功效特点	方剂
酒疸	15	心中懊憹而热，或热痛，大便干，小便赤，黄色鲜明	中焦湿热上蒸于心	泄热清心除烦	栀子大黄汤
女劳疸	14	不发热，恶寒，周身皮色黄，额上黑，足底热，少腹满，腹外形如水胀，膀胱急，大便黑，时溏	肾阴虚夹瘀血湿热	消瘀化湿	硝石矾石散
热盛里实	19	腹满，小便短赤，大便干结，自汗，黄色鲜明	邪热传里里热成实	通腑泄热	大黄硝石汤
湿重于热	18	形寒发热，纳呆便溏，不渴，小便不利，苔腻，黄色暗滞	湿重内热不甚	利水清热	茵陈五苓散
兼表虚	16	黄疸，恶寒发热，脉浮、自汗	表虚湿蕴	调和营卫扶正祛湿	桂枝加黄芪汤
兼少阳证	21	黄疸见往来寒热，胸胁苦满，腹痛而呕	少阳枢机不利	和解少阳	小柴胡汤

证型	原文	主　症	病因病机	功效特点	方剂
兼燥结血瘀	17	目黄,身黄且现瘀斑,皮肤干燥,大便秘结,舌紫或有瘀斑	胃肠燥结血瘀	润燥祛瘀	猪膏发煎
误治成哕	20	黄疸病,小便色正常,欲自利,腹满而喘,哕	中阳被伤胃失和降	温胃化饮降逆止哕	小半夏汤
虚黄	22	身黄晦暗,小便自利	脾胃气血不足	开发生化之源	小建中汤

6. 仲景退黄八法(见表15-4)

表15-4　仲景退黄八法

治法 ＼ 出处	《伤寒论》	《金匮要略》
汗法(解表退黄法)	麻黄连轺赤小豆汤	桂枝加黄芪汤
吐法(搐鼻退黄法)		瓜蒂散
下法(通腑消瘀退黄)		大黄硝石汤/猪膏发煎
和法(和解退黄法)		宜柴胡汤
温法(温阳化湿退黄)	《伤寒论·辨阳明病脉证并治第八》云:"于寒湿中求之。"《医学心悟》茵陈术附汤、茵陈理中汤等	

出处 治法	《伤寒论》	《金匮要略》
清法（清泄退黄法）	茵陈蒿汤、栀子大黄汤、栀子柏皮汤、茵陈五苓散	
补法（建中退黄法）		小建中汤
消法（消瘀化湿法）	抵当汤	硝石矾石散

【释难解惑】

1. 如何理解"脾色必黄，瘀热以行"？

"脾色必黄，瘀热以行"是对黄疸病机的高度概括。一是强调了黄疸的发生与脾病的密切关系。从临床表现看，黄疸除见身黄、目黄、小便黄外，多以纳差、腹胀、便溏等脾胃症状为主，可见黄疸与脾病关系密切。此与现代医家论黄疸病机多言胆汁外溢有所不同。二是认为黄疸发病与血分有关。唐容川曰："一个瘀字，便见黄皆发于血分……脾为太阴湿土，主统血，热陷血分，脾湿郁遏，乃发为黄。"近代医家治疗黄疸病，酌情加入凉血活血之品，常可提高疗效，可见仲景有关理论之重要意义。总之，脾主运化，为四运之轴，脾属土，其色黄，若脾蕴湿热，陷于血分，溢于肌表，就必然发生黄疸，所以说："脾色必黄，瘀热以行。"

2. 黄疸病的治疗禁忌是什么？

黄疸病的治疗禁忌主要有以下三点：

（1）属黄疸初期有表证者，忌用火攻。黄疸初期，每有发热症状。此种发热常因湿热蕴蒸，里热外达，治应清化湿热。若误以为外感风寒，使用火劫发汗，致湿邪化燥，又兼火邪与内热相合，以致里热壅盛，变生"发热烦喘，胸满口燥"，"一身尽发热而黄，肚热"等证，势必加重病情。

（2）属黄疸热未成实者，不可攻下。《金匮》原文指出："酒疸下之，久久为黑疸，目青面黑，心中如啖蒜韭状，大便正黑，皮肤爪之不仁，其脉浮弱，虽黑微黄，故知之。"过度饮酒，多致湿热内盛，治当清热化湿。若因其具有"心中懊侬而热，不能食，时欲吐"诸症，误以为阳明里热成实而错用下法，误伤正气，则可导致湿热乘虚内陷血分，营血瘀滞，瘀血内阻，形成黑疸等坏证。

（3）属寒湿发黄者，禁用苦寒。黄疸一病，证属实热者最为多见，但属脾胃虚寒者，时亦有之。属实热者，必口干舌红，小便短赤，脘腹胀满。属虚寒者，可见舌淡苔白，小便清白，亦可见到腹部痞满。若审证不清，寒热不辨，反把脾胃虚寒误作阳明实热，或用栀子清火，或用大黄泄热，势必重伤胃气，以致变生呃逆等症。

3. 如何判断黄疸病的预后？

黄疸病的预后，具体如下：① 新病易治，久病难疗。《金匮》云："黄疸之为病，当以十八日为期，治之十日以上瘥，反剧者为难治。"验之临床，疾病初起，邪浅而正盛，正能胜邪则易愈；俟病日久，邪盛正衰，正不胜邪则难疗。② 属里者难医，在表者易治。张仲景指出："疸而渴者，其疸难治；疸而不渴者，其疸可治；发于阴部，其人必呕；阳部，其人振寒而发热也。"本条说明：黄疸见口渴、呕恶者，病位在里，属湿热内盛之候，因此难以治疗；黄疸而见振寒、发热、口不渴等症，病位在表，为湿热之邪尽越于表，里无余蕴，解表则散，故属易治。③ 脾肾两败，其病难疗。《金匮》在论述女劳疸时反复指出："额上黑，微汗出，手足中热，薄暮即发，膀胱急，小便自利，名曰女劳疸，腹如水状不治。""黄家日晡所发热，而反恶寒，此为女劳得之，膀胱急，少腹满，身尽黄，额上黑，足下热，因作黑疸，其腹胀如水状，大便必黑，时溏，此女劳之病，非水也。腹满者难治。"女劳疸本属肾阴虚衰，腹满者，又添脾气不足。肾为先天之本，脾为后天之本，脾肾两衰则先天、后天俱竭，故为难治。

惊悸吐衄下血胸满瘀血病脉证治第十六

【重点条文】

[原文 12] 火邪者,桂枝去芍药加蜀漆牡蛎龙骨救逆汤主之。

桂枝救逆汤方:

桂枝三两(去皮) 甘草二两(炙) 生姜三两 牡蛎五两(熬) 龙骨四两 大枣十二枚 蜀漆三两(洗去腥)

上为末,以水一斗二升,先煮蜀漆,减二升,内诸药,煮取三升,去滓,温服一升。

[原文 13] 心下悸者,半夏麻黄丸主之。

半夏麻黄丸方:

半夏 麻黄等分

上二味,末之,炼蜜和丸小豆大,饮服三丸,日三服。

[原文 14] 吐血不止者,柏叶汤主之。

柏叶汤方：

柏叶　干姜各三两　艾三把

上三味，以水五升，取马通汁一升，合煮取一升，分温再服。

[原文 15] 下血，先便后血，此远血也，黄土汤主之。

黄土汤方：亦主吐血、衄血。

甘草　干地黄　白术　附子（炮）　阿胶　黄芩各三两　灶中黄土半斤

上七味，以水八升，煮取三升，分温二服。

[原文 16] 下血，先血后便，此近血也，赤小豆当归散主之。方见狐惑中。

[原文 17] 心气不足，吐血、衄血，泻心汤主之。

泻心汤方：亦治霍乱。

大黄二两　黄连　黄芩各一两

上三味，以水三升，煮取一升，顿服之。

【重点考点】

1. 词解

（1）惊悸：惊，指惊恐，精神不定，卧起不安；悸，指自觉心中跳动。惊自外发，多因外界强烈刺激引起；悸由内生，常因心血不足，心失所养导致。

（2）革脉：指脉弦大，按之中空，主亡血、失精、半产、漏下的病证。

（3）目睛晕黄：有两种情况，一是指望诊可见患者眼白发黄，围绕黑睛周围有黄晕，与黄疸白珠发黄有别；二是指患者视物昏黄不清。

（4）目睛慧了：指目睛清明，视物清晰明了。

（5）直视不能眴(shùn 瞬)：眴，指眼球转动。直视不能眴，即指两目直视，不能转动，是由于衄血误汗伤阴后造成的变证。

（6）近血：指先血后便，即便血在前，大便在后，出血部位离肛门较近，故称"近血"。

（7）远血：指先便后血，即先大便，后便血，出血部位离肛门较远，故称"远血"。

（8）阴伏：患者自觉有热，心烦胸满，口干燥而渴，但其脉并无热象，是瘀血日久，郁而化热，热伏血分所致，因此热非伏于气分，而在血分，故曰"阴伏"。

2. 惊与悸的区别和联系　惊，指惊恐，多因突受外界刺激而起，惊者气乱，出现精神不定，卧起不安；悸，指心中跳动不安，多因心血不足，心失所养所致。二者常互相影响，如受惊常可导致心悸，心悸者易受惊，故多惊悸并称。治疗上，一般惊宜镇惊安神，悸宜补虚定悸。

3. 惊悸辨证论治(见表 16-1)

表 16-1　惊悸辨证论治

证型	原文	主　症	病机	治法	方剂
火邪致惊	12	心悸,惊狂,卧起不安	心阳受损神气浮越	温通心阳镇惊安神	桂枝去芍药加蜀漆牡蛎龙骨救逆汤
饮邪致悸	13	心下悸动,胸脘痞闷,咳唾稀痰,苔白滑	水饮凌心心阳被遏	蠲饮通阳降逆定悸	半夏麻黄丸

4. 吐衄、下血辨证论治(见表 16-2)

表 16-2　吐衄、下血辨证论治

证型	原文	主　症	病机	治法	方剂
吐衄	14	吐血日久不愈,色淡或暗红,面色苍白或萎黄,舌淡苔白,脉微弱或虚而无力	中气虚寒气不摄血	温中止血	柏叶汤

证型	原文	主　症	病　机	治　法	方　剂
吐衄	17	吐血、衄血,血色鲜红,来势急,面赤烦躁,口渴便干,舌红苔黄,脉洪数	心火亢盛迫血妄行	清热泻火凉血止血	泻心汤
下血	15	先便后血,血色暗紫稀薄,腹痛便溏,面色无华,神疲倦怠,四肢不温,舌淡脉细	脾气虚寒气不摄血	温脾摄血	黄土汤
	16	先血后便,下血鲜红或有黏液,大便不畅,苔黄腻,脉数	大肠湿热迫血下行	清热利湿活血止血	赤小豆当归散

5. 瘀血临床表现　若瘀血内阻,气机痞塞,新血不生,血不外荣,津不上承,血脉运行不利,可见脉微大来迟,胸满,唇痿舌青,口燥,但欲漱水不欲咽,腹部外形及触按时均不满,但患者自觉腹部满胀。瘀血日久,郁而化热伏于阴分,可见烦满,口干燥而渴,脉反无热象。

【释难解惑】

1. 水饮致悸的病机及其证治如何？

悸证以心中惕惕然跳动不安为主症。一般以气血亏虚为常见的病机，但不可忽视也有因实邪为患者。如脾胃运化失常，水精不得四布，水饮停留，饮邪上凌于心，阻遏心阳，导致了以心下悸动为主症，兼见胸脘痞闷、咳喘、呕吐清稀痰涎等肺气闭郁、胃失和降的症状出现。此种心悸是由于饮盛阳郁所致。对于本证的治疗，《金匮》提出了"心下悸者，半夏麻黄丸主之"。半夏麻黄丸中，半夏蠲饮降逆和胃，麻黄宣肺通阳利水，二药并用有蠲饮通阳之效。饮去阳通，心悸可止。由于阳气的宣发，水饮的蠲除，不易速效，故仲景将半夏、麻黄末之，炼蜜和丸小豆大，以丸剂缓缓图之。

2. 瘀血的脉症机制是什么？

离经之血蓄结不散者，称为瘀血。《金匮》指出瘀血的主要脉症为："胸满，唇痿舌青，口燥，但欲漱水不欲咽，无寒热，脉微大来迟，腹不满，其人言我满。"若瘀久化热，则可出现烦满，口干燥而渴的如热状，但脉反无热象。形成上述表现的机制如下：由于瘀血阻滞，气机痞塞，故而胸满。瘀血不去，新血不生，唇舌不荣，因此唇痿、舌青。瘀血不散，气化受阻，津液不能上承，故口燥，因非津伤之口干，故瘀血口燥具有"但欲漱水不欲咽"之特征。血瘀经隧，气机运行不畅，非实邪积聚，故患者自觉腹部胀满，观其外形并无胀满之象。本证缘于瘀血，在外当无寒热之表证。瘀血阻滞脉道，见其脉微大而无力，往来涩滞迟缓。瘀血郁久化热，可见烦满、口燥而渴、如同发热之象，但其脉无热象，即数脉等，根据这些表现，可诊断为瘀血。

呕吐哕下利病脉证治第十七

【重点条文】

[原文 1] 夫呕家有痈脓,不可治呕,脓尽自愈。

[原文 2] 先呕却渴者,此为欲解;先渴却呕者,为水停心下,此属饮家。

呕家本渴,今反不渴者,以心下有支饮故也,此属支饮。

[原文 6] 病人欲吐者,不可下之。

[原文 8] 呕而胸满者,茱萸汤主之。

茱萸汤方:

吴茱萸一升　人参三两　生姜六两　大枣十二枚

上四味,以水五升,煮取三升,温服七合,日三服。

[原文 9] 干呕,吐涎沫,头痛者,茱萸汤主之。方见上。

[原文 10] 呕而肠鸣,心下痞者,半夏泻心汤主之。

半夏泻心汤方：

半夏半升（洗）　黄芩　干姜　人参各三两　黄连一两　大枣十二枚　甘草三两（炙）

上七味，以水一斗，煮取六升，去滓，再煮取三升，温服一升，日三服。

［原文11］干呕而利者，黄芩加半夏生姜汤主之。

黄芩加半夏生姜汤方：

黄芩三两　甘草二两（炙）　芍药二两　半夏半升　生姜三两　大枣十二枚

上六味，以水一斗，煮取三升，去滓，温服一升，日再夜一服。

［原文12］诸呕吐，谷不得下者，小半夏汤主之。方见痰饮中。

［原文13］呕吐而病在膈上，后思水者，解，急与之。思水者，猪苓散主之。

猪苓散方：

猪苓　茯苓　白术各等分

上三味，杵为散，饮服方寸匕，日三服。

［原文14］呕而脉弱，小便后利，身有微热，见厥者，难治，四逆汤主之。

四逆汤方：

附子（生用）一枚　干姜一两半　甘草二两（炙）

上三味，以水三升，煮取一升二合，去滓，分温再服。强人可大附子一枚，干姜三两。

[原文 15] 呕而发热者，小柴胡汤主之。

小柴胡汤方：

柴胡半斤　黄芩三两　人参三两　甘草三两　半夏半斤　生姜三两　大枣十二枚

上七味，以水一斗二升，煮取六升，去滓，再煎取三升，温服一升，日三服。

[原文 16] 胃反呕吐者，大半夏汤主之。《千金》云：治胃反不收食，食入即吐。《外台》云：治呕，心下痞鞕者。

大半夏汤方：

半夏二升（洗完用）　人参三两　白蜜一升

上三味，以水一斗二升，和蜜扬之二百四十遍，煮药取升半，温服一升，分余再服。

[原文 17] 食已即吐者，大黄甘草汤主之。《外台》方，又治吐水。

大黄甘草汤方：

大黄四两　甘草一两

上二味，以水三升，煮取一升，分温再服。

[原文 18] 胃反，吐而渴欲饮水者，茯苓泽泻汤主之。

茯苓泽泻汤方：《外台》云：治消渴脉绝，胃反吐食之，有小麦一升。

茯苓半斤　泽泻四两　甘草二两　桂枝二两　白术三两　生姜四两

上六味，以水一斗，煮取三升，内泽泻，再煮取二升半，温服八合，日三服。

[原文 19] 吐后，渴欲得水而贪饮者，文蛤汤主之；兼主微风，脉紧，头痛。

文蛤汤方：

文蛤五两　麻黄　甘草　生姜各三两　石膏五两杏仁五十枚　大枣十二枚

上七味，以水六升，煮取二升，温服一升，汗出即愈。

[原文 20] 干呕，吐逆，吐涎沫，半夏干姜散主之。

半夏干姜散方：

半夏　干姜等分

上二味，杵为散，取方寸匕，浆水一升半，煮取七合，顿服之。

[原文 21] 病人胸中似喘不喘，似呕不呕，似哕不哕，彻心中愦愦然无奈者，生姜半夏汤主之。

生姜半夏汤方：

半夏半斤　生姜汁一升

上二味，以水三升，煮半夏取二升，内生姜汁，煮取一升半,小冷,分四服,日三夜一服。止,停后服。

[原文22] 干呕,哕,若手足厥者,橘皮汤主之。

橘皮汤方:

橘皮四两　生姜半斤

上二味,以水七升,煮取三升,温服一升,下咽即愈。

[原文23] 哕逆者,橘皮竹茹汤主之。

橘皮竹茹汤方:

橘皮二升　竹茹二升　大枣三十枚　生姜半斤
甘草五两　人参一两

上六味,以水一斗,煮取三升,温服一升,日三服。

[原文36] 下利,腹胀满,身体疼痛者,先温其里,乃
攻其表。温里宜四逆汤,攻表宜桂枝汤。

四逆汤方:方见上。

桂枝汤方:

桂枝三两(去皮)　芍药三两　甘草二两(炙)　生
姜三两　大枣十二枚

上五味,㕮咀,以水七升,微火煮取三升,去滓,适寒
温服一升。服已,须臾,啜稀粥一升,以助药力。温覆令
一时许,遍身絷絷微似有汗者,益佳,不可令如水淋漓。
若一服汗出病差,停后服。

[原文42] 下利便脓血者,桃花汤主之。

桃花汤方:

赤石脂一斤(一半锉,一半筛末)　干姜一两　粳米
一升

上三味,以水七升,煮米令熟,去滓,温七合,内赤石
脂末方寸匕,日三服;若一服愈,余勿服。

[原文 43] 热利下重者,白头翁汤主之。

白头翁汤方:

白头翁二两　黄连　黄柏　秦皮各三两

上四味,以水七升,煮取二升,去滓,温服一升;不
愈,更服。

[原文 44] 下利后更烦,按之心下濡者,为虚烦也,
栀子豉汤主之。

栀子豉汤方:

栀子十四枚　香豉四合(绵裹)

上二味,以水四升,先煮栀子,得二升半,内豉,煮取
一升半,去滓,分二服,温进一服,得吐则止。

[原文 45] 下利清谷,里寒外热,汗出而厥者,通脉
四逆汤主之。

通脉四逆汤方:

附子(大者)一枚(生用)　干姜三两(强人可四两)
甘草二两(炙)

上三味,以水三升,煮取一升二合,去滓,分温再服。

[原文 46] 下利肺痛,紫参汤主之。

紫参汤方：

紫参半斤　甘草三两

上二味,以水五升,先煮紫参,取二升,内甘草,煮取一升半,分温三服。疑非仲景方。

[原文 47] 气利,诃梨勒散主之。

诃梨勒散方：

诃梨勒十枚(煨)

上一味,为散,粥饮和,顿服。疑非仲景方。

【重点考点】

1. 词解

（1）客热：指虚热或假热,相对真热而言。

（2）胃反：亦称"反胃""翻胃",以朝食暮吐,暮食朝吐,宿谷不化为特点,因脾胃虚寒,不能腐熟水谷所致。又为反复呕吐的总称。

（3）彻心中愦愦然无奈：彻,通彻、通联之意；心中指胸胃；心乱为愦,愦愦然是形容心乱的样子。主要指患者自觉胸胃烦闷不已,有无可奈何之状。

（4）下重：即里急后重。

（5）清脓血：清通"圊",厕也。圊脓血就是便脓血。

（6）郁冒：指郁闷昏冒。

（7）气利：指下利滑脱,大便随矢气而排出。由中气下陷,气虚不固所致。

（8）下利气：指下利而有矢气，气随利矢，频频不已，由脾虚不运，湿滞气阻，蕴郁肠道所致。

2. 呕吐病概念　胃失和降，气逆于上引起的病证。有声有物为呕，有物无声为吐，临床上呕吐并称，本篇呕吐还包括反胃。

3. 呕吐病病因病机　包括水饮内停、胃中虚寒、脾胃两虚、气血俱虚等方面。

4. 呕吐病辨证论治（见表 17-1）

表 17-1　呕吐病辨证论治

证型		原文	主　症	病　机	治法	方剂
寒证	肝胃虚寒	8	呕而胸满	胃阳不足寒饮凝聚浊阴内阻胃失和降	散寒降逆温中补虚	吴茱萸汤
		9	干呕，吐涎沫，头痛	脾胃虚寒寒饮夹肝气上逆	温中散寒降逆止呕	茱萸汤
	阴盛格阳	14	呕，脉弱，小便利，身微热，肢厥	阴盛格阳	回阳救逆	四逆汤
	虚寒胃反	16	胃反呕吐	脾胃虚寒不能腐熟水谷	和胃降逆补虚润燥	大半夏汤

证型		原文	主症	病机	治法	方剂
热证	热郁少阳	15	呕而发热	少阳邪热迫胃胃失和降	和解少阳清热降逆	小柴胡汤
	胃肠实热	17	食已即吐	实热壅滞大肠腑气不通胃气上逆	泄热去实	大黄甘草汤
	热结饮阻	19	吐后，渴欲得水而贪饮	吐后伤阴饮热互结阻于中焦	发散祛邪清热止渴	文蛤散
	热利兼呕	11	干呕而利	胃肠湿热升降失司	清热止利和胃降逆	黄芩加半夏生姜汤
寒热错杂		10	呕而肠鸣，心下痞	寒热错杂结于中焦升降失调	散结除痞和胃降逆	半夏泻心汤
寒饮	寒饮呕吐	12	呕吐，谷不得下	寒饮内停胃气上逆	散寒化饮降逆止呕	小半夏汤
	饮阻气逆	18	胃反，吐而渴欲饮水	脾虚不运饮阻气逆	健脾利水化气散饮	茯苓泽泻汤
	阳虚饮停	20	干呕，吐逆，吐涎沫	中阳虚弱寒饮内停胃失和降	温中散寒降逆止呕	半夏干姜散

证型		原文	主症	病机	治法	方剂
寒饮	寒饮搏结胸胃	21	似喘不喘,似呕不呕,似哕不哕,胸中烦闷	寒饮搏结胸胃	舒展阳气散寒化饮	生姜半夏汤
	呕后调治	13	呕吐而病在膈上,后思水	呕后饮去脾胃之气尚虚	健脾利水防饮邪复生	猪苓散

5. 哕病概念　哕即呃逆,以气逆上冲,喉间呃呃有声,连续不断为主症。其病变部位在膈,是胃膈气逆所致。

6. 哕病病因病机　邪实内阻,气逆于上。

7. 哕病辨证论治(见表 17 - 2)

表 17 - 2　哕病辨证论治

证型	原文	主症	病机	治法	方剂
胃寒气逆	22	干呕,哕,手足厥	寒气滞于胸膈,胸阳不展,寒气上逆,中阳被郁,不能达于四肢	散寒降逆和胃通阳	橘皮汤

证型	原文	主　症	病机	治法	方剂
胃虚有热	23	哕逆	胃虚有热,气逆上冲	补虚清热降逆和胃	橘皮竹茹汤

8. 下利病概念　包括泄泻和痢疾。

9. 下利病辨证论治(见表 17-3)

表 17-3　下利病辨证论治

证型		原文	主　症	病机	治法	方剂
寒性	虚寒下利兼表	36	下利腹胀满,身体疼痛	脾肾阳虚兼风寒外袭	先温阳散寒后调和营卫	救里阳四逆汤攻表邪桂枝汤
	寒厥下利	45	下利清谷,里寒外热,汗出而厥	脾肾阳虚阴寒内盛水谷不化阴盛格阳	回阳救逆	通脉四逆汤
	虚寒肠滑气利	47	气利	中气虚寒下陷气虚不固	敛肺涩肠止利固脱	诃梨勒散
	虚寒下利脓血	42	下利便脓血	久利不止脏气虚寒气血不固滑脱不禁	温中涩肠固脱止利	桃花汤

证型		原文	主　症	病机	治法	方剂
热性	实积下利	37	下利三部脉皆平，按之心下坚	实邪积滞于内	急下里实	大承气汤
		38	下利脉迟而滑	食积伤胃积滞中阻气滞不畅	急下里实	
		39	下利脉反滑	内有宿食	急下里实	
		40	下利已差，至其年月日时复发	肠间实邪未尽	通因通用泻实止利	
		41	下利谵语	胃肠燥屎内结实热积滞	通腑泄热	小承气汤
	热利下重	43	热利下重	湿热郁结肠道腐灼肠道脉络阻滞气机	清热燥湿凉血解毒	白头翁汤
	下利肺痛	46	下利肺痛	湿热郁滞胃肠气机不畅浊气上逆	清热祛湿行气止痛	紫参汤
	下利虚烦	44	下利后更烦，按之心下濡	利后余热内扰	清热透邪解郁除烦	栀子豉汤

【释难解惑】

1. 《金匮》认为"病人欲吐者，不可下之"，为什么"食已即吐者"又用大黄甘草汤？

"病人欲吐者，不可下之"是指病邪在上，正气有祛邪外出之势。《素问·阴阳应象大论》谓"其高者因而越之"，即治疗应根据因势利导的原则，顺其病机，祛除邪气。若误用下法，逆其病势，会导致邪气内陷，正气受损，引起他变，故曰："欲吐者，不可下之。""食已即吐者，大黄甘草汤主之"，是因实热壅阻胃肠，腑气不通，在下则肠失传导而便秘，在上则胃气不降，火性急迫上冲而呕吐，故用大黄甘草汤泄热去实，使实热去，大便通，胃气和，则呕吐自止。因此临床上对呕吐可否用下法还应灵活掌握。

2. 如何理解"下利气者，当利其小便"？

下利气是指下利而又矢气，气随利失，频频不已，可伴有肠鸣腹胀、小便不利等症。其病机主要是由脾虚不运，湿滞气阻，蕴郁肠道，清浊不分，水湿与气混杂而下，见下利而兼矢气；湿邪阻滞气机，气化失常，则肠鸣腹胀、小便不利。治法当利小便，以分利肠中湿邪，使湿去气行而泄利自止，故云："下利气者，当利其小便"，即所谓利小便以实大便，此即喻嘉言"急开支河"之法也。

3. 下利为什么可用承气汤？ 临床上如何具体运用？

下利用承气汤治疗,其病机是因邪热与燥实搏结于肠道,并逼津液下趋,形成热结旁流的证候。由于属里有实热积滞,且势急而正气未虚,故用承气汤急下其实,此即"通因通用"之法,适用于实证,即《内经》所云"实者泻之"之意。对于实热积滞引起下利,多伴有下利臭秽稀水,腹胀痛,心下按之硬,脉沉滑而有力,或至年月日复发者,可选用大、小承气汤攻下里实。临床痞满燥实具备者,可选大承气汤;若以痞满为主,燥实不甚,见谵语者,则用小承气汤为宜。

疮痈肠痈浸淫病脉证并治第十八

【重点条文】

[原文3] 肠痈之为病,其身甲错,腹皮急,按之濡,如肿状,腹无积聚,身无热,脉数,此为肠内有痈脓,薏苡附子败酱散主之。

薏苡附子败酱散方:

薏苡仁十分　附子二分　败酱五分

上三味,杵为末,取方寸匕,以水二升,煎减半,顿服。小便当下。

[原文4] 肠痈者,少腹肿痞,按之即痛如淋,小便自调,时时发热,自汗出,复恶寒。其脉迟紧者,脓未成,可下之,当有血。脉洪数者,脓已成,不可下也。大黄牡丹汤主之。

大黄牡丹汤方:

大黄四两　牡丹一两　桃仁五十个　瓜子半升

芒硝三合

上五味,以水六升,煮取一升,去滓,内芒硝,再煎沸,顿服之,有脓当下;如无脓,当下血。

[原文6] 病金疮,王不留行散主之。

王不留行散方:

王不留行十分(八月八日采) 蒴藋细叶十分(七月七日采) 桑东南根(白皮)十分(三月三日采) 甘草十八分 川椒三分(除目及闭口者,去汗) 黄芩二分 干姜二分 芍药二分 厚朴二分

上九味,桑根皮以上三味,烧灰存性,勿令灰过,各别杵筛,合治之为散,服方寸匕。小疮即粉之,大疮但服之,产后亦可服。如风寒,桑根勿取之。前三物,皆阴干百日。

[原文7] 浸淫疮,从口流向四肢者,可治;从四肢流来入口者,不可治。

【重点考点】

1. 词解

(1) 疮痈:外部痈肿。

(2) 肠痈:属于内痈范畴。是热毒内聚,瘀结肠中,而生脓脓的一种病证。

(3) 金疮:刀斧等金属器械所致的外伤疾患。

(4) 浸淫病:一种皮肤病。为较顽固的小粟疮,起

病时范围小,先痒后痛,分泌黄汁浸渍皮肤,逐渐蔓延遍布全身。

2.肠痈概念 肠痈是指痈肿发生在肠,症见少腹肿痞,按之即痛,甚则肠内有痈脓为特征的一类疾病。

3.肠痈辨证论治(见表18-1)

表18-1 肠痈辨证论治

证型	原文	主 症	病 机	治法	方剂
肠痈脓未成	4	少腹肿痞,按之即痛如淋,发热,自汗出,恶寒,小便自调	热毒蓄结肠中,血瘀成痈,未成脓或脓初成,属里热实证	荡热逐瘀消肿排脓攻下通腑	大黄牡丹汤
肠痈脓已成	3	其身甲错,腹皮急,按之濡,如肿状,腹无积聚,身无热,脉数	肠痈脓已成未溃,热毒未尽,阳气不行,属里虚夹热证	排脓消肿通阳散结清热解毒	薏苡附子败酱散

【释难解惑】

1.王不留行散的配伍意义是什么?

王不留行散中,诸药气血兼顾,寒温相配,共奏止血通脉,续断疗伤,祛瘀活血之效。方中王不留行性味苦平,止血定痛,行血消肿,通经络,用来主治金疮;蒴藋细叶行气理血,宣通痹滞;桑东南根白皮补合金创、续绝通脉,三味烧灰存性,取其色黑味苦止血定痛之功;黄芩、芍药清血热;川椒、干姜辛散通阳;厚朴利气;甘草调和诸药而解毒。

2. 排脓散与排脓汤有何异同?

排脓散和排脓汤都属于解毒排脓的基本方剂,无论内外痈,金疮成脓者,都可使用。排脓散方用枳实、桔梗,一升一降,合以芍药,开结破滞排脓,又伍鸡子黄补气血,诸药合用共奏理气活血、养血排脓之功。排脓汤方用桔梗、甘草,即桔梗汤排脓解毒;生姜、大枣健中和营,故本方寓有解毒排脓、安中和营之效。

3. 如何治疗浸淫疮并判断预后?

第7条原文云"浸淫疮,从口流向四肢者,可治;从四肢流来入口者,不可治。"即是论述了浸淫疮的预后。浸淫疮,初起如疥,浸淫蔓延,渐溢黄水,终成一片,痛痒难忍的一种皮肤病。其走向由口流向四肢者,是顺势,可治;由四肢流向心胸、口部者,是逆势,难治。《素问·至真要大论》云:"诸痛痒疮,皆属于心。"故方用黄连粉清心泻火,燥湿解毒。

趺蹶手指臂肿转筋阴狐疝蛔虫病脉证治第十九

【重点条文】

[原文1] 师曰：病趺蹶，其人但能前，不能却，刺腨入二寸，此太阳经伤也。

[原文2] 病人常以手指臂肿动，此人身体𥆧𥆧者，藜芦甘草汤主之。

藜芦甘草汤方：未见。

[原文3] 转筋之为病，其人臂脚直，脉上下行，微弦。转筋入腹者，鸡屎白散主之。

鸡屎白散方：

鸡屎白

上一味为散，取方寸匕，以水六合，和，温服。

[原文4] 阴狐疝气者，偏有小大，时时上下，蜘蛛散主之。

蜘蛛散方：

蜘蛛十四枚（熬焦）　桂枝半两

上二味为散,取八分一匕,饮和服,日再服,蜜丸亦可。

[原文6] 蛔虫之为病,令人吐涎,心痛,发作有时,毒药不止,甘草粉蜜汤主之。

甘草粉蜜汤方:

甘草二两　粉一两　蜜四两

上三味,以水三升,先煮甘草,取二升,去滓,内粉、蜜,搅令和,煎如薄粥,温服一升,差即止。

[原文8] 蛔厥者,乌梅丸主之。

乌梅丸方:

乌梅三百个　细辛六两　干姜十两　黄连一斤当归四两　附子六两(炮)　川椒四两(去汗)　桂枝六两　人参　黄柏各六两

上十味,异捣筛,合治之,以苦酒渍乌梅一宿,去核,蒸之五升米下,饭熟,捣成泥,和药令相得,内臼中,与蜜杵二千下,丸如梧子大,先食饮服十丸。日三服,稍加至二十丸。禁生冷滑臭等食。

【重点考点】

1. 词解

(1) 趺蹶:“趺”同“跗”,指足背。“蹶”在《说文解字》解释为“僵也”,即僵直之意,指足踝关节以下的足背强直,行走不利,能前不能后的疾病。

（2）腨：胫后肌肉，俗称"小腿肚子"。

（3）手指臂肿：因风痰阻于经络，致手指及臂部时常肿胀颤动，甚或全身肌肉跳动的疾病。

（4）转筋：因湿浊化热伤阴，筋脉失养，以患者四肢突然发生强直痉挛性掣痛为特征的一类疾病。

（5）阴狐疝：由于寒气凝于厥阴肝经所致，表现为阴囊时大时小，时上时下的病证。

（6）蛔虫病：原本"蛔"作"蚘"，义同。本病是蛔虫寄生于人体内所引起的疾病。蛔虫寄生于肠道，患者经常发生腹脐部剧烈疼痛，甚或吐出蛔虫为特征。

（7）蛔厥：由于蛔虫扰动所致，主要表现为腹痛剧烈、手足逆冷、吐涎沫、烦躁不安等症。

2. 趺蹶、手指臂肿、转筋、阴狐疝、蛔虫病辨病及辨证论治（表 19-1）

表 19-1　趺蹶、手指臂肿、转筋、阴狐疝、蛔虫病辨病及辨证论治

病证	原文	主症	病机	治法	方剂
趺蹶	1	足背强直，行走不利，能前不能后	足太阳经气不行筋脉失养牵引无力	调其经气舒缓筋脉	针刺小腿肚膀胱经穴

病证	原文	主　症	病　机	治　法	方剂
手指臂肿	2	手指、臂部肿胀、疼痛、震颤、全身肌肉抽动	风痰阻络	涌吐风痰除湿通络	藜芦甘草汤
转筋	3	四肢突发强直拘挛，多见于小腿，重者牵引小腹作痛，脉弦	水湿阻滞湿浊化热伤阴	下气破积清热利湿	鸡屎白散
阴狐疝	4	阴囊偏大偏小，时上时下，轻者坠胀感，重者由阴囊牵引小腹剧痛	寒凝肝脉	辛温通利散寒开结	蜘蛛散
蛔虫病	6	上腹痛，口吐清水，发作有时	虫动腹痛	安蛔缓痛	甘草粉蜜汤
蛔厥	7 8	蛔虫病史，发作性剧烈腹痛，手足厥冷，时静时烦或食后呕逆心烦，吐蛔	上(心肝)热下(脾肾肠)寒虫扰气逆	寒温并用清上温下安蛔下虫	乌梅丸

3. 乌梅丸证治特点

本篇乌梅丸主治蛔厥,即蛔虫扰动、腹痛剧烈而致的四肢厥冷证。从原文"蛔厥者,当吐蛔,令病者静而复时烦,此为脏寒,蛔上入膈,故烦;须臾复止,得食而呕,又烦者,蛔闻食臭出,其人当吐蛔"得知,此病当有蛔虫病史,呈发作性,出现腹中剧烈疼痛、手足逆冷、吐涎沫、吐蛔虫、烦躁不安等症状。治当辛温散寒,苦寒清热,杀虫安蛔。乌梅丸中乌梅、苦酒之酸使蛔静;黄连、黄柏之苦使蛔下;蜀椒、细辛、附子、干姜、桂枝之辛使蛔伏;正气已虚,加人参、当归、米、蜜益气养血、养中安脏。

【释难解惑】

1. 跌蹶、手指臂肿、转筋、阴狐疝、蛔虫病为何合篇论述?

本篇所论跌蹶、手指臂肿、转筋、阴狐疝、蛔虫病5种病证多被称为"杂病之杂病",历代注家、学者多认为这5种病证具有各自不同的证候特征,既不便归类于其他篇章,又不能单独成篇,故合为一篇讨论。但细细揣摩后不难发现,此5种病证虽病因各异、治法殊途,但或以肢体感觉、行动异常为主症,或以突发剧烈腹痛为主症,症状并非杂乱繁多,且病机多与经筋相关,相互间并非毫无关联,故合论有利于比较鉴别与总结归纳。

2. 阴狐疝与寒疝有何区别？

"疝"字在《说文解字》中解释为"腹痛也"，因此用来命名阴狐疝和寒疝两个具有腹痛症状的疾病。二者的腹痛均呈现发作性、剧烈、拘急的特点，病机也均与寒邪有关。不同之处在于，寒疝为血虚内寒之人长期久积致病，其寒邪痼结于脏腑，久积难去，故以乌头为君起沉寒痼冷、温通止痛，如本证治以大乌头煎，兼表证者用乌头桂枝汤，缓解期治以当归生姜羊肉汤养血散寒；阴狐疝的病位不在脏腑，而在肝经，相对表浅，腹痛同时伴随阴囊坠胀感及肿大，并可随体位改变而消失，因此治宜辛温通利、散寒开结，方用蜘蛛散。

妇人妊娠病脉证并治第二十

【重点条文】

[原文 2] 妇人宿有癥病，经断未及三月，而得漏下不止，胎动在脐上者，为癥痼害。妊娠六月动者，前三月经水利时，胎也。下血者，后断三月，衃也。所以血不止者，其癥不去故也，当下其癥，桂枝茯苓丸主之。

桂枝茯苓丸方：

桂枝　茯苓　牡丹(去心)　桃仁(去皮尖，熬)　芍药各等分

上五味，末之，炼蜜和丸，如兔屎大，每日食前服一丸。不知，加至三丸。

[原文 4] 师曰：妇人有漏下者，有半产后因续下血都不绝者，有妊娠下血者。假令妊娠腹中痛，为胞阻，胶艾汤主之。

芎归胶艾汤方：一方加干姜一两。胡氏治妇人胞动，无干姜。

芎藭　阿胶　甘草各二两　艾叶　当归各三两
芍药四两　干地黄四两

上七味，以水五升，清酒三升，合煮，取三升，去滓，内胶，令消尽，温服一升，日三服。不差，更作。

[原文 5] 妇人怀妊，腹中㽲痛，当归芍药散主之。

当归芍药散方：

当归三两　芍药一斤　茯苓四两　白术四两　泽泻半斤　芎藭半斤一作三两

上六味，杵为散，取方寸匕，酒和，日三服。

[原文 6] 妊娠呕吐不止，干姜人参半夏丸主之。

干姜人参半夏丸方：

干姜　人参各一两　半夏二两

上三味，末之，以生姜汁糊为丸，如梧子大，饮服十丸，日三服。

[原文 7] 妊娠小便难，饮食如故，当归贝母苦参丸主之。

当归贝母苦参丸方：男子加滑石半两。

当归　贝母　苦参各四两

上三味，末之，炼蜜丸如小豆大，饮服三丸，加至十丸。

[原文 8] 妊娠有水气，身重，小便不利，洒淅恶寒，起即头眩，葵子茯苓散主之。

葵子茯苓散方：

葵子一斤　茯苓三两

上二味,杵为散,饮服方寸匕,日三服。小便利则愈。

[原文 9] 妇人妊娠,宜常服当归散主之。

当归散方：

当归　黄芩　芍药　芎䓖各一斤　白术半斤

上五味,杵为散,酒饮服方寸匕,日再服。妊娠常服即易产,胎无苦疾。产后百病悉主之。

[原文 10] 妊娠养胎,白术散主之。

白术散方：见《外台》

白术四分　芎䓖四分　蜀椒三分(去汗)　牡蛎二分

上四味,杵为散,酒服一钱匕,日三服,夜一服。但苦痛,加芍药;心下毒痛,倍加芎䓖;心烦吐痛,不能食饮,加细辛一两,半夏大者二十枚。服之后,更以醋浆水服之;若呕,以醋浆水服之;复不解者,小麦汁服之。已后渴者,大麦粥服之。病虽愈,服之勿置。

【重点考点】

1. 词解

(1) 平脉:平和无病之脉。

(2) 阴脉:此指尺脉。

(3) 宿有癥病:指旧有癥积之病。

（4）胚（pēi 胚）：指色紫而暗的瘀血；又作癥病的互辞。

（5）疞痛："疞"读"jiǎo 绞"时，指腹中急痛；读"xiǔ 朽"时，指绵绵作痛。此处指腹中拘急，绵绵作痛。

（6）胞阻：是妊娠下血伴有腹痛的病证，又称胞漏。

（7）少腹如扇：① 形容小腹有冷如风吹的感觉；② 形容腹部膨隆胀大如扇形之形状。

（8）子脏：指女子胞宫。

（9）漏下：妇女不在行经时间，阴道流血，量不多，而淋沥不止，时断时续，称为漏下或经漏。

（10）半产：未足月而流产者，3 个月以前为小产，3 个月以后为半产。

2. 癥病与妊娠的鉴别（见表 20-1）

表 20-1　癥病与妊娠的鉴别

类型 要点	癥　病	妊　娠
既往史	素有癥病，月经失常	无既往病史，平素月经正常
现病史	停经未及三月，漏下不止，血色紫暗	无
胎动时间	经断未及三月	妊娠六月
胎动位置	脐上似有胎动	胎动脐下

3. 妊娠恶阻辨证论治 (见表 20 - 2)

表 20 - 2　妊娠恶阻辨证论治

证型	原文	主症	病机	治法	方剂
轻证	1	育龄妇女停经后脉平和,唯尺脉小弱,口渴,不能食,无寒热	胎元初结阴阳失调冲气上逆胃失和降	调阴阳和脾胃平冲逆	桂枝汤
重证	6	妊娠反应剧烈而呕吐不止,多呕吐清水涎沫,口淡不渴,苔白滑	脾胃虚寒寒饮中阻	温中益气蠲饮降逆	干姜人参半夏丸

4. 妊娠腹痛辨证论治 (见表 20 - 3)

表 20 - 3　妊娠腹痛辨证论治

证型	原文	主症	病机	治法	方剂
阳虚寒盛	3	妇人怀娠六七月,脉弦发热,其胎愈胀,腹痛恶寒,少腹如扇	阳虚寒盛饮停气机不利	温阳祛寒	附子汤

证型	原文	主　症	病　机	治　法	方　剂
肝脾失调	5	腹中拘急作痛,不思饮食,急躁易怒,足跗浮肿,小便小利	肝脾失调湿阻血滞	调和肝脾祛湿理血	当归芍药散

5. **妇人冲任虚寒所致下血证治**　冲任虚寒,阴不能内守,所致下血有 3 种情况:① 经水淋漓不断之漏下;② 半产后之下血不止;③ 妊娠胞阻下血(又称胞漏),腹中疼痛。治法宜调补冲任,固经止血,方用胶艾汤。方中四物汤养血和血,阿胶养血止血,艾叶温经暖宫止血,甘草调和诸药,清酒行药力。该方为补血之祖方。

6. **当归贝母苦参丸和葵子茯苓散证治异同**(见表20-4)

表 20-4　当归贝母苦参丸和葵子茯苓散证治异同

要点	方剂	当归贝母苦参丸	葵子茯苓散
同	主症	小　便　异　常	
异	主症	小便难 "难"者为不爽之象	小便不利而水肿 "不利"即不通畅

要点	方剂	当归贝母苦参丸	葵子茯苓散
异	病机	血虚有热,气郁化燥,津液不足	胎气影响,气化被阻,水出不畅
	治法	养血润燥清热	滑利通窍,利水通阳

7. 当归散与白术散证治异同(见表20-5)

表20-5 当归散与白术散证治异同

要点	方剂	当归散	白术散
同	治法	祛病安胎,调肝理脾除湿	
异	主症	胎动不安,腹中时急,心烦喜呕,乏力,少食,口干	胎动不安,脘腹时痛,呕吐清涎,不思饮食,白带时下
	病机	血虚湿热	脾虚寒湿
	病位	偏于肝	偏于脾
	治法	重于调肝补血	重在温中健脾散寒
	组成	当归、黄芩、川芎、白术	白术、川芎、蜀椒、牡蛎

【释难解惑】

1. 妊娠下血与癥病下血有何区别?

妊娠下血与癥病下血二病在临床上确有许多共同症状,如停经史、出血不止、腹中跳动等,极易误诊误治,必须进行鉴别。《金匮》云："妇人宿有癥病,经断未及三月,而得漏下不止,胎动在脐上者,为癥痼害。妊娠六月动者,前三月经水利时,胎也。下血者,后断三月衃也。"由此可见,二者有很多不同之处可资鉴别。首先在既往病史方面,癥病患者每因瘀血内阻,血不归经而致月经前后无定期,崩中漏下,多夹瘀块,腹中刺痛,推之不移,舌有瘀斑,脉象沉涩。妊娠下血患者,停经前月经多为定期而潮,并无瘀血见症。其次从胎动时间及部位来看,癥病患者胎动大小、时间与正常胎动时间及大小不同。正常妊娠,胎动若发生在脐部时,必须停经六月。若为癥病闭经,则停经三月即可能出现脐上跳动,因此,从既往病史、月经史、腹中跳动的时间及部位诸方面不难对癥病下血和妊娠下血进行区别。

2. 如何理解"少腹如扇"?

第3条原文曰:"妇人怀娠六七月,脉弦发热,其胎愈胀,腹痛恶寒者,少腹如扇,所以然者,子脏开故也,当以附子汤温其脏。"对其中"少腹如扇"一语,历代大多数注家及各版《金匮》教材,都解释为少腹作冷而被风吹的自觉症状。如尤在泾云:"少腹阵阵作冷,若或扇之也。"四版教材至七版教材释词均言:"少腹如扇:指少腹作冷如被风吹之状。"又《中医词释》云:"妊娠七八个月时,孕妇少腹像扇子扇的一样发凉。"但也有学者认为当作

腹部胀大的形态解,其依据如下:

其一,仲景明言"妇人怀娠六七月",可知胎体长大,腹部应隆起,这是妊娠数月后的外观标志。

其二,从"当以附子汤温脏"推知,本条所述妊娠病的基本病机为阳衰阴盛,其腹痛恶寒为肾阳虚衰,阴寒内盛,不能温中暖宫,煦养胞胎所致;阴盛逼残阳于外故发热;水寒不化而蓄于内,壅遏胞宫,致使胎体更加胀大,故原文言"其胎愈胀";文中未提及小便情况,系仲景省文法,胎体胀大,必压迫膀胱、闭塞尿道,加之阳虚阴盛,必出现小便不通之危候。仲景"以附子汤温其脏"之立法处方,正为这种妊娠胀闭急症而设。方中药物《金匮》未载,可见于《伤寒论·辨少阴病脉证并治第十一》,即"附子二枚,炮,去皮,破八片 茯苓三两 人参二两 白术四两 芍药三两"。方中茯苓通利水道、除水邪,并可瘦胎;附子虽有破坚坠胎之弊,但舍附子则无他药可速暖下元而治此阴盛阳衰之急症,故本《内经》"有故无殒亦无殒也"之旨而炮用温阳;人参、白术共同扶正安胎;芍药反佐诸药且利小便。因此,"少腹如扇"应解释为小便不通,腹部如扇形膨隆胀大。

其三,考《脉经》相似条文在"少腹如扇"句下,有"之状"二字,再结合借喻之词"如扇"的文义和"妇人怀娠六七月"复被水寒壅遏"子脏开"的机制,可知"少腹如扇"

当指形状。同时《金匮》所载的"其胎愈胀",《脉经》为"其胎踰腹","踰"在《说文解字》中解为"越也",《康熙字典》引"博雅：踰,远也,渡也",也可说明"少腹如扇"是指因胎体胀大,使腹部向外向上扩张而如扇形之意。

综上,"少腹如扇"解释为腹部膨隆胀大如扇子之形状更为合理,其病变范围不仅在小腹,且延及两侧少腹甚至全腹,以示标实突出,病情急重,而非仅指如冷风吹腹的一般自觉症状。

妇人产后病脉证治第二十一

【重点条文】

[原文 4] 产后腹中疞痛，当归生姜羊肉汤主之；并治腹中寒疝，虚劳不足。

当归生姜羊肉汤方：见寒疝中。

[原文 5] 产后腹痛，烦满不得卧，枳实芍药散主之。

枳实芍药散方：

枳实（烧令黑，勿太过）　芍药等分

上二味，杵为散，服方寸匕，日三服，并主痈脓，以麦粥下之。

[原文 6] 师曰：产妇腹痛，法当以枳实芍药散，假令不愈者，此为腹中有干血着脐下，宜下瘀血汤主之。亦主经水不利。

下瘀血汤方：

大黄二两　桃仁二十枚　䗪虫二十枚（熬，去足）

上三味,末之,炼蜜合为四丸,以酒一升,煎一丸,取八合,顿服之。新血下如豚肝。

[原文9] 产后中风发热,面正赤,喘而头痛,竹叶汤主之。

竹叶汤方:

竹叶一把　葛根三两　防风　桔梗　桂枝　人参甘草各一两　附子一枚(炮)　大枣十五枚　生姜五两

上十味,以水一斗,煮取二升半,分温三服,温覆使汗出。颈项强,用大附子一枚,破之如豆大,煎药扬去沫。呕者,加半夏半升洗。

[原文10] 妇人乳中虚,烦乱呕逆,安中益气,竹皮大丸主之。

竹皮大丸方:

生竹茹二分　石膏二分　桂枝一分　甘草七分白薇一分

上五味,末之,枣肉和丸,弹子大,以饮服一丸,日三夜一服。有热者,倍白薇;烦喘者,加柏实一分。

[原文11] 产后下利虚极,白头翁加甘草阿胶汤主之。

白头翁加甘草阿胶汤方:

白头翁二两　黄连　柏皮　秦皮各三两　甘草阿胶各二两

上六味,以水七升,煮取二升半,内胶,令消尽,分温三服。

【重点考点】

1. 词解

（1）郁冒：指产后出现头眩、目瞀、郁闷不舒等症状，是在产后亡血的基础上，感受外邪所致。

（2）孤阳上出：是阳气独盛而逆于上之意。

（3）恶露：指分娩后阴道流出的余血浊液。

（4）阳旦证：即指太阳表虚证，亦即桂枝汤证。

（5）结在膀胱：此泛指邪结下焦。

（6）阳旦汤：此指桂枝汤；另外还有两种说法，一认为即桂枝汤加黄芩；二认为是桂枝汤加附子。

（7）乳中虚：指产后哺乳，乳汁去多，气血不足。

（8）喜中风：指产后气血不足，易感受外邪。

（9）胃燥："胃"泛指胃与肠，由于津液耗伤，胃肠失濡而致燥结成实。

（10）冒家：指经常郁冒的人。

（11）烦乱：心烦意乱。

（12）干血：指血瘀日久，津液枯燥而为干血。亦可见于血虚或虚劳日久者。

（13）新血下如豚肝："新血"之"新"作"瘀"是也，《兰台轨范》疑为干血之误，如豚肝，形容下血如猪肝样，此乃瘀血下行之效验。

2. 妇人新产三病的病机　妇人新产三病为痓病、郁冒、大便难。痓病，是由于产后失血过多，以致血虚而营卫俱虚，腠理不固，感受风邪。风为阳邪，易化燥伤津，致使筋脉失养，且风性主动，故发为筋脉痉挛抽搐之痓病。郁冒是由于产后"亡血复汗"，以致血耗津伤，复加寒邪外来，表气闭郁，里气不宣，更因血亏阴虚，阳气偏盛而上厥，故见头眩、目瞀、郁闷不舒等症。大便难是由于产后血虚多汗、津液重伤，大肠失于濡润，传导失司所致。

3. 产后腹痛辨证论治（见表 21 - 1）

表 21 - 1　产后腹痛辨证论治

证型	原文	主　症	病机	治法	方剂
血虚里寒	4	胁腹拘急，绵绵作痛，且有喜温喜按，畏寒怕冷	血虚里寒经脉失于温养	温中散寒养血补虚	当归生姜羊肉汤
气血郁滞	5	胀痛，且痛连脘腹，烦满不安	产后气血郁滞	行气活血	枳实芍药散
瘀血内结	6	少腹痛，固定不移，拒按，按之有硬块，舌质青紫或有瘀斑、瘀点	产后干血结于脐下	破血逐瘀	下瘀血汤

证型	原文	主　症	病机	治法	方剂
瘀血内结阳明里实	7	少腹痛,拒按,痛处固定,发热烦躁,日晡为甚,食则谵语,不大便,脉数实	恶露未尽内阻胞宫阳明热结瘀热相兼	通腑泄热瘀血亦下	大承气汤

4. 产后中风辨证论治(见表21-2)

表21-2　产后中风辨证论治

证型	原文	主　症	病机	治法	方剂
太阳中风	8	恶寒,头痛,汗出,时而发热,心下闷,干呕	风邪在表营卫不和	解表祛邪	阳旦汤(即桂枝汤)
阳虚中风	9	发热头痛,面赤气喘	虚阳上越正虚邪实	扶正祛邪	竹叶汤

5. 产后虚热烦呕的证、理、法、方药　第10条原文曰:"妇人乳中虚,烦乱呕逆,安中益气,竹皮大丸主之。"妇人产后,本阴血不足,加之育儿哺乳,乳汁去多,气血更虚,因虚而生内热,热扰于中则胃气失和;上干神明,则心神失主,故症见烦乱呕逆。治以竹皮大丸,清热

降逆,安中益气。方中竹茹、石膏清热降逆,和胃止呕;白薇清虚热;桂枝、甘草辛甘化气,重用甘草,意在安中益气,枣肉补益中气,为丸缓调。如虚热重者,倍加白薇;如烦喘者,加柏实以宁心润肺。

6. 产后热利的证、理、法、方药 产后热利是指产后痢疾而言,又称产后痢。是因产后气血两虚,阴液耗伤,复感湿热之邪,积滞于大肠所致。主要症状有产后发热、腹痛、里急后重、便赤白脓血等。治宜清热止痢,补虚安中。方用白头翁加甘草阿胶汤(白头翁、秦皮、甘草、阿胶、黄连、柏皮)。

【释难解惑】

1. 《金匮》所论产后发热有何类型? 其治法、方药如何?

产后外感风邪发热,治当解表祛邪,调和营卫,方用桂枝汤;产后外感风邪,阳虚正气不足之发热,治当扶正祛邪,方用竹叶汤;产后阳明热结之发热,治当通腑泄热,方用大承气汤。

2. 当归生姜羊肉汤与《金匮·妇人妊娠病脉证并治第二十》的当归芍药散均治腹中疼痛,两方证的病机与治法有何不同?

表 21-3 　当归生姜羊肉汤与当归芍药散区别

要点 方剂	当归生姜羊肉汤	当归芍药散
主症	腹中绵绵而痛,常伴肢厥、两目干涩、爪甲不荣	腹中拘急而痛,常伴下利或痛经
病机	血虚里寒	肝脾失调,血郁湿滞
治法	温中散寒,养血补虚	理血疏肝,健脾利湿
方药	当归三两　生姜五两　羊肉一斤	当归三两　芍药一斤　茯苓四两　白术四两　泽泻半斤　川芎半斤

3. 试述《金匮》运用大承气汤治疗哪些病证?

大承气汤在《金匮》中出现 11 次(表 21-4),病证虽不同,而实热内结肠胃为统一病机,故均可用大承气汤攻下实热,这是《金匮》"异病同治"原则的体现。

表 21-4 　《金匮》运用大承气汤的病证

篇章及条文序号	病　　证
二(13)	阳明痉病
十(13)	里实积胀俱重之实热腹满
十(21)(22)(23)	宿食在下
十七(37)(38)(39)(40)	实积下利
二十一(3)	产后郁冒病解转为胃实证
二十一(7)	产后瘀血内结兼阳明里实谵语

妇人杂病脉证并治第二十二

【重点条文】

[原文 5] 妇人咽中如有炙脔,半夏厚朴汤主之。

半夏厚朴汤方:《千金》作胸满,心下坚,咽中帖帖,如有炙肉,吐之不出,吞之不下。

半夏一升　厚朴三两　茯苓四两　生姜五两　干苏叶二两

上五味,以水七升,煮取四升,分温四服,日三夜一服。

[原文 6] 妇人脏躁,喜悲伤欲哭,象如神灵所作,数欠伸,甘麦大枣汤主之。

甘麦大枣汤方:

甘草三两　小麦一升　大枣十枚

上三味,以水六升,煮取三升,温分三服。亦补脾气。

[原文9] 妇人年五十所,病下利数十日不止,暮即发热,少腹里急,腹满,手掌烦热,唇口干燥,何也?师曰:此病属带下。何以故?曾经半产,瘀血在少腹不去。何以知之?其证唇口干燥,故知之,当以温经汤主之。

温经汤方:

吴茱萸三两　当归二两　芎䓖二两　芍药二两人参二两　桂枝二两　阿胶二两　生姜二两　牡丹皮(去心)二两　甘草二两　半夏半升　麦门冬一升(去心)

上十二味,以水一斗,煮取三升,分温三服。亦主妇人少腹寒,久不受胎,兼取崩中去血,或月水来过多,及至期不来。

[原文10] 带下,经水不利,少腹满痛,经一月再见者,土瓜根散主之。

土瓜根散方:阴㿗肿亦主之。

土瓜根　芍药　桂枝　䗪虫各三分

上四味,杵为散,酒服方寸匕,日三服。

[原文13] 妇人少腹满如敦状,小便微难而不渴,生后者,此为水与血并结在血室也,大黄甘遂汤主之。

大黄甘遂汤方:

大黄四两　甘遂二两　阿胶二两

上三味，以水三升，煮取一升，顿服之，其血当下。

[原文14] 妇人经水不利下，抵当汤主之。亦治男子膀胱满急，有瘀血者。

抵当汤方：

水蛭三十个（熬） 虻虫三十枚（熬，去翅足） 桃仁二十个（去皮尖） 大黄三两（酒浸）

上四味，为末，以水五升，煮取三升，去滓，温服一升。

[原文15] 妇人经水闭不利，脏坚癖不止，中有干血，下白物，矾石丸主之。

矾石丸方：

矾石三分（烧） 杏仁一分

上二味，末之，炼蜜和丸，枣核大，内脏中，剧者再内之。

[原文16] 妇人六十二种风，及腹中血气刺痛，红蓝花酒主之。

红蓝花酒方：疑非仲景方。

红蓝花一两

上一味，以酒一大升，煎减半，顿服一半。未止，再服。

[原文17] 妇人腹中诸疾痛，当归芍药散主之。

当归芍药散方：见前妊娠中。

[原文 20] 蛇床子散方,温阴中坐药。

蛇床子仁

上一味,末之,以白粉少许,和令相得,如枣大,绵裹内之,自然温。

【重点考点】

1. 词解

(1) 胞门:指子宫。

(2) 形体损分:指形体消瘦,与未病前判若两人。

(3) 奄忽眩冒:奄忽,即倏忽。奄忽眩冒,指忽然发生晕厥。

(4) 厥癫:指昏厥、癫狂一类疾病。

(5) 多嗔:指时常发怒。

(6) 带下:一般指赤白带下,这里泛指妇人经带诸病。

(7) 咽中如有炙脔:肉切成块名脔,炙脔即烤肉块。咽中异物感,咯之不出,吞之不下,亦称"梅核气"。

(8) 陷经:指经气下陷,下血不止。

(9) 经水不利:指月经行而不畅。

(10) 经一月再见:意指月经一月两潮。

(11) 敦:是古代盛食物的器具,上下稍锐,中部肥大。

（12）脏坚癖不止：指胞宫内有干血坚结不散。

（13）白物：指白带。

（14）胞系了戾：指膀胱之系缭绕不顺。

（15）胞：即膀胱

（16）六十二种风：泛指一切风邪。

（17）阴吹：指前阴出气如后阴矢气一样。

（18）正喧：意谓前阴出气较频繁，以致声响连续不断。

（19）脏躁：病名。多由情志不舒或思虑过多，肝郁化火，伤阴耗液，心脾两虚所致。其症以精神失常，无故悲伤欲哭，频作欠伸，神疲乏力为特征。

（20）热入血室：血室狭义者是指子宫，广义者则总括子宫、肝、冲任脉。热入血室是指妇女在月经期间感受外邪，邪热与血互相结于血室而出现的病证。

（21）梅核气：患者自觉咽中有物梗塞，咯之不出，吞之不下，对饮食一般无妨碍，还可伴有胸闷叹息等症。

（22）生后：即产后。

2. 妇人杂病病因　可总结为虚、积冷、结气三个方面。"虚"是气血虚少，"积冷"是寒冷久积，"结气"指气机郁结。

3. 妇人杂病证治（见表 22-1）

表 22-1　妇人杂病证治

病证	原文	主症	病因病机	治法	方剂
热入血室	1	中风七八日，经行中断，寒热如疟之少阳证	热入血室结于经血血室属肝肝脉不利枢机不利	祛邪于少阳	小柴胡汤
	2	经期伤寒发热，经未断而日暮谵语，精神错乱	邪热入血室扰及血分	不可下伤中气不可汗伤清气	（未出）
	3	中风，发热恶寒，经期来潮，七八日后，无表热，脉迟，胸胁满如结胸状，谵语	表证已罢热乘虚入血室结为瘀热	泻邪实清瘀热	刺期门（肝募穴）
	4	阳明病，非经期而前阴下血，谵语，头汗	里热炽盛入血室及冲脉	泻邪热和阴阳	
梅核气	5	自觉咽中如有异物感，咯之不出，吞之不下，但与饮食无碍	七情郁结气机不畅气滞痰凝结于咽喉	开结化痰顺气降逆	半夏厚朴汤

病证	原文	主　症	病因病机	治法	方剂
脏躁	6	精神失常，无故悲伤欲哭，频作欠伸，神疲乏力，心烦失眠，情绪不稳	情志不舒或思虑过多肝郁化火伤阴耗液心脾两虚	补益心脾安神宁心	甘麦大枣汤
转胞	19	脐下急痛，小便不通，妇人饮食如故，烦热倚息不得卧	肾气虚弱膀胱气化不行	振奋肾气通利小便	肾气丸
阴疮	21	前阴糜烂痒痛，带浊淋沥，少阴脉滑数	湿热下注	除湿杀虫止痒痛	狼牙汤
阴吹	22	阴吹而正喧，大便燥结，小便不利	胃肠燥结兼有瘀血腑气不畅浊气泄于前阴	化瘀润肠	猪膏发煎

4. 月经病辨证论治（表22-2）

表22-2　月经病辨证论治

证型	原文	主症	病机	治法	方剂
冲任虚寒夹瘀	9	病下利数十日不止，少腹里急，腹满，手掌烦热，唇口干燥	下元已亏冲任虚寒瘀血内停	温养气血兼以消瘀	温经汤
冲任虚寒	12	妇人陷经，漏下不止，其色黑	冲任虚寒不能摄血	温补冲任养血止血	胶姜汤
瘀血内阻	10	带下，经水不利，少腹满痛，经一月再见者，可兼见少腹按之有硬块，月经量少，色紫有块，舌紫暗，脉涩	瘀血内阻经血不利	活血通瘀	土瓜根散
瘀结成实	14	妇人经水不利，少腹硬满结痛，或腹不满，患者自诉腹满，大便色黑易解，小便自利，脉象沉涩	瘀血内结成实致经闭不行	破血逐瘀	抵当汤
水血并结血室	13	妇人腹满如敦状，小便微难而不渴	水血并结血室	破瘀逐水	大黄甘遂汤

5. 带下病辨证论治（表 22 - 3）

表 22 - 3　带下病辨证论治

证型	原文	主症	病机	治法	方剂
湿热带下	15	经行不畅或经闭，带下色黄臭秽	瘀血内阻积化湿热久而腐化	除湿热止带下	矾石丸为坐药，纳阴中
寒湿带下	20	带下清稀，腰酸重坠，阴中瘙痒，自觉阴中冷	阴寒湿浊凝着下焦	助阳暖宫杀虫止痒	蛇床子散坐药，纳阴中

6. 妇人腹痛辨证论治（表 22 - 4）

表 22 - 4　妇人腹痛辨证论治

证型	原文	主症	病机	治法	方剂
风血相搏	16	腹中刺痛	风邪入侵气滞血凝	温通气血气行血开	红蓝花酒
肝脾失调	17	腹痛，腹微胀满，小便不利，四肢头面微肿	肝脾不调内有湿停	调肝养血健脾利湿	当归芍药散
脾胃虚寒	18	腹痛绵绵，心悸虚烦，面色无华，神疲纳少，大便溏薄，舌淡红，脉细涩	脾胃虚寒化源不足经脉失煦	温补脾胃以生气血	小建中汤

【释难解惑】

1. 仲景把妇人杂病的病因归纳为"因虚、积冷、结气",其理何在?

因虚:即气血虚少,气虚不能运血摄血,血少不足以营冲任,冲任空虚,虚不能化气生血,导致月经病的产生。积冷:冷则不能温血运血,又因元阳虚衰,温煦减弱,外则风冷之气侵袭,内则生寒,不易温化而积滞,以致任督功能失调,可致痛经、经闭、癥瘕诸疾。结气:情志刺激,气机郁结,血行不畅又可导致妇科诸疾。人体气血贵乎充盈,气机贵乎调达,血脉贵乎温通,三者若有所患必导致气血凝结,胞门闭塞,经络阻滞,从而形成月经不调,痛经、经闭,癥瘕诸疾以及其他病证随之而生。故"因虚,积冷,结气"是妇人杂病的主要致病因素。

2.《金匮》对情志病有哪些论述? 各有何特点?(见表22-5)

表22-5 《金匮要略》对情志病的论述及特点

病证	出处	原文	特点	病机	治法	方剂
百合病	百合狐惑阴阳毒病脉证并治第三	1	证候复杂多变,精神恍惚不定,饮食、感觉、行动、起居异常及口苦、小便赤、脉微数	心肺阴虚内热 百脉失和	滋阴清热 养心安神	百合地黄汤

病证	出处	原文	特　点	病机	治法	方剂
狐惑病	百合狐惑阴阳毒病脉证并治第三	10	以人体上部或下部蚀烂、成脓为主症，伴有神情恍惚、狐疑惑乱等	湿热内蕴虫毒感染	清热解毒除湿	甘草泻心汤
虚劳不得眠	血痹虚劳病脉证并治第六	17	心烦而失眠	肝血不足阴虚生热上扰神明	养血清热安神除烦	酸枣仁汤
奔豚气	奔豚气病脉证治第八	1	发作性，有濒死感	情志郁结惊恐气乱	清热降逆调肝和血	奔豚汤
邪哭	五脏风寒积聚病脉证并治第十一	12	情志不遂所致的精神错乱之候，若病情进一步发展，就会成为癫狂			
脏躁	妇人杂病脉证并治第二十二	6	喜悲伤欲哭，象如神灵所作，数欠伸	情志抑郁思虑过度心脾受损脏阴不足	润燥缓急	甘麦大枣汤
梅核气		5	自觉咽中梗阻，如有异物，咯之不出，吞之不下，但与饮食无碍	情志郁结痰凝气滞	开结化痰顺气降逆	半夏厚朴汤